肿瘤和糖尿病共病
健康管理手册

Health Management Manual of
Oncology and Diabetes Comorbidities

主　审　彭　玲
主　编　杨雄涛　李　达　李　静
副主编　刘朝霞　吴云君　周秋曦

科学出版社

北　京

内 容 简 介

本书以问答形式全面介绍肿瘤和糖尿病的相互关系，深入浅出地阐述了肿瘤和糖尿病共病主要十个方面的内容，包括饮食、运动、症状、药物、血糖监测、特殊状态管理及专科护理等，特别介绍了肿瘤和糖尿病共病患者接受营养支持、手术、化疗、靶向治疗、免疫治疗、放射治疗、糖皮质激素治疗等不同治疗中可能出现血糖波动的特点和应对方法，以及患者的自我管理技巧。

本书由专业领域专家编写，由权威专家审核，确保了本书内容的全面性、科学性、指导性、实用性。可供肿瘤科、内分泌科及其他相关专业医护人员等健康宣教使用，也可作为向广大肿瘤患者、糖尿病患者和社会大众普及肿瘤和糖尿病共病方面的科普读物。

图书在版编目（CIP）数据

肿瘤和糖尿病共病健康管理手册 / 杨雄涛，李达，李静主编. -- 北京：科学出版社，2024. 6. -- ISBN 978-7-03-078778-1

Ⅰ. R730.5-62; R587.105-62

中国国家版本馆CIP数据核字第2024VW7862号

责任编辑：郭　颖 / 责任校对：张　娟
责任印制：师艳茹 / 封面设计：龙　岩

科学出版社 出版
北京东黄城根北街 16 号
邮政编码：100717
http://www.sciencep.com

三河市春园印刷有限公司印刷
科学出版社发行　各地新华书店经销

*

2024 年 6 月第 一 版　开本：850×1168 1/32
2024 年 6 月第一次印刷　印张：5
字数：138 000

定价：59.80 元
（如有印装质量问题，我社负责调换）

重症医学科

四川省临床重点专科建设项目（YB2022009）资助

编者名单

主　审　彭　玲

主　编　杨雄涛　李　达　李　静

副主编　刘朝霞　吴云君　周秋曦

编　委　（以姓氏笔画为序）

丁世新　王　佳　王　艳　王吕雨　王春丽

王雪莹　王朝虎　王晶瑶　邓富容　古芳尤

叶　兰　田昌英　毕　刚　伍　慧　向宏清

李　虹　李　懿　吴秀娟　何　柳　何先慧

辛哲梅　宋旭莲　陈　茜　陈雪莲　赵　琦

赵吉丽　施显俐　袁晓丽　贾　政　崔爱霞

董　航　靳　京　蒲巧霜　蔡安鑫　熊艳萍

编者所在单位：四川省肿瘤医院

前　言

　　恶性肿瘤和糖尿病作为严重威胁人类健康的两种常见慢性疾病,发病率均呈逐年上升趋势,在全球范围内主要死亡原因中均位居前十。恶性肿瘤与糖尿病关系密切:一方面,糖尿病患者结直肠癌、胰腺癌、肝癌、乳腺癌、宫颈癌、血液肿瘤等多种恶性肿瘤发生风险明显升高;另一方面,一些肿瘤本身或肿瘤治疗的一些手段也会导致无糖尿病的肿瘤患者血糖升高。肿瘤和糖尿病共病在临床表现、治疗、预后等方面相互恶性影响,糖尿病导致肿瘤患者的全因死亡率明显升高。但医务工作者少有对肿瘤和糖尿病共病的大众健康知识教育给予关注。

　　本书以简明扼要的问答形式,从医疗工作者专业角度、从肿瘤和糖尿病共病患者自我血糖管理角度出发,用通俗易懂的文字和图片,全面介绍了肿瘤与糖尿病交叉专业领域相关的科普知识,以提高大众群体对这两种疾病之间关系的认识和对共病的管理能力。

　　本书的主要内容分为以下十大方面:

　　1. 基础篇,重点介绍肿瘤与糖尿病的相互关系、合理预防、早期发现等。

　　2. 饮食篇,重点介绍肿瘤和糖尿病共病患者的食物选择。

　　3. 运动篇,重点介绍疾病不同状态下的运动方式。

　　4. 症状篇,重点介绍异常高血糖、低血糖的临床表现,以提高患者识别危险血糖值的能力。

　　5. 药物篇,重点介绍常用降糖药对肿瘤发生发展的利弊关系。

　　6. 血糖监测篇,介绍肿瘤和糖尿病共病患者血糖监测的方法等。

　　7. 持续葡萄糖监测篇,介绍持续葡萄糖监测对肿瘤和糖尿病共病患者的优势,以及与静脉血糖、指尖血糖监测的差别等。

　　8. 护理篇,介绍胰岛素注射部位的选择及胰岛素的保存及皮肤护理等。

9. 心理篇，介绍肿瘤和糖尿病共病患者心理卫生健康问题。

10. 肿瘤和糖尿病共病专科篇，重点介绍肿瘤和糖尿病共病营养支持、手术、化疗、靶向治疗、免疫治疗、放射治疗、糖皮质激素使用等特殊状态下进食、降糖、监测等相关内容。

本书由内分泌、营养、肿瘤、心理、科普等专业专家合作完成，具有权威性和实用性。适于肿瘤科、内分泌科等医护人员健康宣教使用，也适合广大肿瘤患者、糖尿病患者和社会大众参考阅读。

杨雄涛 李 达 李 静
于成都

目　　录

第一章 基　础　篇

第一节　糖尿病和肿瘤的关系

1. 什么是肿瘤和糖尿病共病？

同一个患者同时存在肿瘤（癌症）和糖尿病这两种疾病，就称为肿瘤和糖尿病共病。多数患者是先有糖尿病，后又患上肿瘤；也有少部分患者先患肿瘤（癌症），在肿瘤治疗过程中发生血糖异常，诊断为糖尿病。

2. 糖尿病会增加肿瘤发生风险吗？

糖尿病会增加多种肿瘤的发生风险。

男性糖尿病患者：前列腺癌、膀胱癌、血液系统恶性肿瘤（白血病、淋巴瘤）、皮肤癌、甲状腺癌、肾癌、肝癌、胆管癌、胰腺癌、肺癌、结直肠癌、胃癌等发生风险升高。

女性糖尿病患者：鼻咽癌、肝癌、食管癌、甲状腺癌、肺癌、胰腺癌、胆管癌、白血病、淋巴瘤、子宫体（颈）癌、卵巢癌、结直肠癌、乳腺癌、胃癌等发生风险升高。

甚至有研究者将结直肠癌、胆囊癌、胰腺癌、肝癌、乳腺癌和子宫内膜癌这六个部位的恶性肿瘤并称为糖尿病相关癌症。

3. 糖尿病患者发生肿瘤的风险有多大？

总体来说，糖尿病患者发生肿瘤的风险比非糖尿病患者明显增加，但糖尿病患者发生不同癌种的风险是不一样的：有研究表明糖尿病患者患结直肠癌的风险是非糖尿病患者的 1.72 倍，患肝癌的风险是非糖尿病患者的 2 倍等。

4. 糖尿病诱发肿瘤的机制是什么？

糖尿病诱发肿瘤可能涉及几个方面：

（1）高血糖直接或间接促进肿瘤发生与转移。

（2）胰岛素抵抗引起的高胰岛素血症促发肿瘤发生。

（3）胰岛素样生长因子结合蛋白（IGFBP）表达减少导致胰岛素样生长因子（IGF）活性增强，促进肿瘤发生。

（4）糖尿病伴随的全身组织炎症反应诱发肿瘤发生。

（5）增强的氧化应激促发肿瘤发生等。

除此之外，糖尿病需要长期药物治疗，治疗药物对肿瘤发生发展也有很大的影响，需要引起重视。

5. 糖尿病患者有哪些发生肿瘤的危险因素？

糖尿病患者发生肿瘤的危险因素相对较多，衰老、肥胖、不健康的饮食、缺乏体力劳动、吸烟和饮酒是较为常见的危险因素。但上述这些危险因素很多都是可控的。

6. 糖尿病相关的恶性肿瘤有什么特征？

糖尿病相关的恶性肿瘤具有发病率高、预后不良及癌种多样化的特征。与非糖尿病患者相比，糖尿病患者发生恶性肿瘤分期更晚，预后更差。

7. 高血糖对肿瘤患者预后有什么影响？

高血糖或糖尿病不但会影响抗肿瘤治疗疗效，还会增加手术和化疗患者的感染风险，诱导营养状况恶化，加重疲劳和疼痛程度，导致肿瘤患者复发率和死亡率升高。

受糖尿病影响较大的肿瘤，最常见的是消化道的肿瘤，如结直肠癌、肝癌、胰腺癌等。有研究表明：糖尿病患病率每升高 1%，胰腺癌病死率升高 19%。因此，重视肿瘤相关性高血糖并加强管理尤为重要。

　　肿瘤和糖尿病共病患者肿瘤分期相对较晚，治疗效果较差，预后更差，死亡率更高。

8. 糖尿病患者怎样防范肿瘤发生？

　　（1）采取一些健康的生活方式来降低糖尿病患者肿瘤发生风险。

　　①不吸烟，避免二手烟暴露。

　　②保持健康的体重。

　　③进行适度的体育锻炼。

　　④饮食健康，摄入足够的蔬菜、水果和全谷物。

　　⑤限制红肉和加工肉的摄入。

　　⑥减少饮酒量。

　　⑦避免过度暴露在紫外线下，以预防皮肤癌。

　　⑧远离致癌物质：避免长期接触致癌物质，如射线、苯等，可以减少肿瘤的发生概率。

　　⑨接种人乳头瘤病毒（HPV）疫苗以预防与人乳头瘤病毒相关的癌症。

　　⑩保持愉悦的心情，避免长期处于紧张、焦虑等不良情绪中。

　　（2）定期健康体检，以便早期发现肿瘤，乳腺、前列腺、肝脏、胰腺、胆囊、胃、结直肠、子宫内膜等部位重点检查。

　　（3）接受相关科普教育，防患于未然：在内分泌专科、肿瘤专科等医疗机构的科普教育平台上，有相关的科普教育知识可以参考。

第二节　肿瘤和糖尿病（或血糖升高）的关系

1. 肿瘤和糖尿病的关系是什么？

　　肿瘤与糖尿病关系密切，很多时候是你中有我，我中有你的关系。

　　（1）肿瘤和糖尿病有共同的不良因素：肥胖、缺乏运动和不健康的饮食习惯等是导致患糖尿病、也是患肿瘤的危险因素。

（2）糖尿病增加了患肿瘤的风险：与非糖尿病人群相比，糖尿病患者患上多种肿瘤的风险明显增加。

（3）肿瘤增加了患糖尿病的风险：一些确诊肿瘤的患者 2 年内新发高血糖或糖尿病的比例明显升高，这些肿瘤主要包括胰腺癌、肾癌、肝癌、胆囊癌、肺癌、血液系统恶性肿瘤、乳腺癌、胃癌和甲状腺癌等。

（4）肿瘤一些相关治疗增加了血糖升高的发生风险：常见的肿瘤治疗药物如多柔比星、顺铂、粒细胞 - 巨噬细胞集落刺激因子、免疫检查点抑制剂等可诱发血糖升高或发生糖尿病。

（5）炎症与免疫系统：有些肿瘤的形成可能与体内慢性炎症有关，而炎症也与糖尿病的发生和并发症密切相关。

2. 恶性肿瘤继发性血糖升高（或糖尿病）的发病机制是什么？

（1）异位激素分泌：发生于内分泌腺的恶性肿瘤，如胰腺癌、肾上腺肿瘤等，可产生胰高血糖素、血清胰淀粉样肽、肾上腺皮质激素等内分泌激素，从而使血糖升高；一些非内分泌腺的恶性肿瘤，如肺癌、肝癌、中枢神经系统肿瘤也会产生异位激素（副肿瘤综合征），如促肾上腺皮质激素、促性腺激素、异源生长激素等，从而影响糖代谢。

（2）肿瘤破坏：胰腺癌是最典型的例子，肿瘤细胞直接破坏胰岛细胞，使得胰岛素产生减少；此外，胰腺癌还会阻塞胰腺导管，进一步加重胰岛细胞的损害。

（3）细胞因子的影响：肿瘤细胞可通过分泌大量的肿瘤坏死因子 -α（TNF-α）、白细胞介素以及多种可溶性细胞因子，影响肝的糖代谢通路，干扰胰岛素的外周作用，造成胰岛素敏感性降低及胰岛素抵抗。

（4）化疗药物影响：许多化疗药物都会诱发胰腺炎，使胰岛功能降低，从而导致血糖升高。2006 年 8 月美国国立癌症研究所新版《常见不良事件评价标准》，第一次将化疗对恶性肿瘤患者血糖的影响和化疗对恶性肿瘤和糖尿病共病患者的血糖影响纳入了化疗毒副作用的评价体系。

3. 肿瘤患者发生血糖异常或糖尿病的风险有多大？

不同的癌种、不同的治疗方案发生血糖升高或糖尿病风险不一样，总的来说 17% 以上的肿瘤患者伴有糖尿病和血糖异常升高。

在恶性肿瘤诊断后的 2 年内，患糖尿病的风险最高，且具有延续性。有研究表明胰腺癌 HR=5.15、肾癌 HR=2.06、肝癌 HR=1.95、胆囊癌 HR=1.79、肺癌 HR=1.74、血液系统恶性肿瘤 HR=1.61、乳腺癌 HR=1.60、胃癌 HR=1.35、甲状腺癌 HR=1.33。

4. 哪些肿瘤容易发生血糖异常？

胰腺部位的恶性肿瘤可能会导致胰岛细胞分泌异常，从而引起高血糖。近 1/3 的胰腺癌患者符合糖尿病诊断标准，50% 或更多的胰腺导管癌患者有糖尿病或高血糖，20% ～ 25% 的患者在诊断胰腺癌前 6 ～ 36 个月被诊断为糖尿病。其他部位的恶性肿瘤如胰岛细胞瘤、原发性肝癌、转移性肝癌等，可能导致低血糖。另外，肾癌、胆囊癌等也可引起血糖异常。一些肿瘤本身会增加血糖升高的发生风险：临床发现诊断为肿瘤的患者 2 年内新发高血糖或糖尿病的比例明显升高，这些肿瘤主要包括胰腺癌、肾癌、肝癌、胆囊癌、肺癌、血液系统恶性肿瘤、乳腺癌、胃癌和甲状腺癌等。

5. 肿瘤内科治疗方案中哪些会增加血糖升高的风险？

最常见的是糖皮质激素。常见的有某些靶向药物，如断裂点簇集区 - 艾贝尔逊白血病病毒（BCR-ABL）抑制剂中的尼罗替尼、伊马替尼等；表皮生长因子受体（EGFR）抑制剂中的罗西替尼等；胰岛素样生长因子 -1 受体（IGF1R）抑制剂；磷脂酰肌醇 -3- 激酶 - 蛋白激酶 B- 哺乳动物雷帕霉素靶蛋白（PI3K/AKT/mTOR）通路相关抑制剂中的依维莫司等。免疫检查点抑制剂也有较多报道。化疗药多柔比星、顺铂、氟尿嘧啶等也有文献报道。另外，还有用来改善肿瘤患者食欲的醋酸甲地孕酮等。

6. 肿瘤和糖尿病之间有哪些相互影响？

两者在临床表现、治疗、预后等方面均有相互影响。肿瘤及相关治疗使血糖波动大，血糖控制难度大，血糖相关急性并发症明显增加

（如感染等）；糖尿病影响肿瘤治疗的效果，常使肿瘤治疗不能顺利进行，合并糖尿病的肿瘤患者预后相对更差、死亡率更高。

7. 肿瘤患者怎样防范血糖异常（甚至发生糖尿病）?

（1）肿瘤治疗过程中定期监测血糖。

（2）使用激素等药物时重点监测血糖。

（3）肿瘤患者饮食营养适度，如营养过度或进食太多含糖量高的饮食，容易出现血糖异常。

8. 肿瘤和糖尿病能预防吗?

肿瘤和糖尿病虽然是两种不同类型的疾病，但这两种疾病有较多相同的预防措施，科学合理的预防，能最大程度减少肿瘤和糖尿病的发生风险。

（1）保持健康的体重。

（2）进行适度的体育锻炼。

（3）饮食健康，摄入足够的蔬菜、水果和全谷物。

（4）限制红肉和加工肉的摄入。

（5）减少饮酒量。

（6）定期体检。

只是，预防肿瘤更强调：①不吸烟，避免二手烟暴露；②避免过度暴露在紫外线下，以预防皮肤癌；③接种 HPV 疫苗以预防与人乳头瘤病毒相关的癌症等；而预防糖尿病发生更强调食物摄入量的控制。

9. 肿瘤患者需要管理血糖吗?

肿瘤患者需要良好管理血糖。

首先，糖尿病导致患者的肿瘤相关和非肿瘤相关死亡率增加 $30\% \sim 50\%$。良好管理肿瘤患者血糖，有利于改善预后，降低死亡率。

其次，随着治疗技术的提高，许多患者可以在癌症治疗后获得相对正常的寿命，肿瘤患者存活率日益增长受益于血糖的良好控制。

10. 肿瘤和糖尿病共病患者是否需要严格管理血糖？

肿瘤和糖尿病共病患者管理血糖非常必要，是严格控制血糖还是宽松控制血糖，需采取个体化的原则：血糖控制的目标需考虑的因素包括患者自身的偏好、年龄、共病（如肾功能、心功能或肝功能不全等）、预后和预期寿命。

11. 肿瘤和糖尿病共病患者血糖控制目标是什么？

肿瘤和糖尿病共病患者的血糖控制目标应是个性化的，具体取决于患者的年龄、整体健康状况、肿瘤类型及分期，以及个人的治疗意愿。表 1-1 是肿瘤患者血糖控制的 3 个等级。

表 1-1　恶性肿瘤患者血糖控制目标分层

目标分层	空腹或餐前血糖（mmol/L）	餐后 2h 或随机血糖（mmol/L）	糖化血红蛋白（%）
严格	4.4 ～ 6.1	6.1 ～ 7.8	< 7.0
一般	6.1 ～ 7.8	7.8 ～ 10.0	7.0 ～ 8.0
宽松	7.8 ～ 10.0	10.0 ～ 13.9	8.0 ～ 9.0

注：年龄不大、肿瘤分期较早，糖尿病并发症少且不严重，血糖控制就要求越严格

12. 哪些肿瘤患者需要严格控制血糖？

对于肿瘤预后良好的患者和糖尿病慢性并发症少的患者，无论是为了预防癌症治疗的急性并发症（如感染），还是为了预防糖尿病的长期并发症，都有必要设定更严格的血糖控制目标。

13. 哪些肿瘤患者需要宽松控制血糖？

对肿瘤预后差和糖尿病有严重慢性并发症的患者，严格控制血糖可能不会给患者带来获益，同时还增加了发生低血糖的风险，所以，对于以上患者，血糖控制只需要达到宽松目标，不必控制得太严格。

14. 肿瘤患者做手术会影响血糖变化吗？

肿瘤患者围手术期很可能会出现应激性高血糖。这与术前加强营养、患者对疾病和手术的焦虑、抑郁等负面情绪和手术造成的创伤、术后疼痛、术后补液等因素有关，以上情况均会使患者处于一种应激状态，导致下丘脑 - 垂体 - 肾上腺皮质轴和交感神经系统的激活，出现应激性高血糖。

15. 肿瘤和糖尿病共病患者怎样获得更多的血糖管理帮助？

现在是信息化时代，很多医院都开设了线上就诊渠道（如互联网医院）。肿瘤和糖尿病共病患者可以通过各种渠道获得血糖管理的帮助，除此之外，还有以下几种途径。

（1）就诊于肿瘤专科医生。

（2）就诊于综合医院内分泌科。

（3）社区医院就诊。

（4）使用可靠的信息化血糖管理 APP 等。

16. 有哪些方法可以帮助肿瘤患者控制血糖？

饮食、运动、药物、血糖监测、情绪管理等是常用的肿瘤患者血糖控制方法，多数需要同时使用，但具体怎么用需要综合考虑患者的整体状况和治疗方案，如食欲较差的患者，就不需要严格控制患者的饮食；接受胰岛素治疗的患者，胰岛素使用剂量一定要逐渐调整，不能固定剂量或快速加量；有骨转移的患者不适合做哪些运动需要专业医护人员的指导。

17. 肿瘤治疗对糖尿病管理有影响吗？

肿瘤治疗对糖尿病管理有显著的影响。

（1）肿瘤患者多伴有营养不良，需要营养支持，不利于血糖的控制。

（2）肿瘤某些治疗方案容易诱发血糖升高（或发生糖尿病）。

（3）肿瘤治疗中的不良反应（恶心、呕吐、腹泻、纳差、肠梗阻、肝肾功能异常、感染等）常导致血糖明显波动。

（4）肿瘤治疗的周期性常导致血糖不能平稳控制，致使降糖方案调整频繁。

（5）肿瘤患者的活动量较非肿瘤患者明显减少，不利于血糖控制。

（6）肿瘤治疗过程中发生糖尿病相关急性并发症明显增多，如患者更容易发生感染，增加不良预后的发生风险。

（7）患者及医护人员更关注肿瘤的治疗而忽视血糖的管理，患者预后更差。

18. 肿瘤患者怎样防范高血糖（甚至糖尿病）的发生？

（1）营养支持要适当，保持健康的体重 [理想体重（kg）＝身高（cm）－ 105（男）或 100（女）]。

（2）进行适度的体育锻炼。

（3）饮食均衡，减少高糖、高脂食物的摄入，控制碳水化合物摄入，尤其是精制碳水化合物。

（4）避免过度饮酒。

（5）肿瘤治疗过程中，定期监测血糖水平，特别是使用了糖皮质激素等易诱导血糖升高的药物。

第三节 肿瘤相关性高血糖（或糖尿病）

1. 什么是肿瘤相关性高血糖？

以下 4 种情况统称为肿瘤相关性高血糖。

（1）发现肿瘤前，未报告有高血糖或糖尿病病史，发现肿瘤后或接受抗肿瘤治疗后出现非一过性血糖升高。

（2）肿瘤部位及性质与高血糖密切相关，如胰岛细胞癌、肺癌、嗜铬细胞瘤、神经内分泌瘤等肿瘤。

（3）使用有血糖增高风险的抗肿瘤治疗，伴有肝肾功能损伤、胰岛 β 细胞损伤等。

（4）使用糖皮质激素等可能引起血糖升高的化疗辅助用药。

2. 如何诊断肿瘤相关性高血糖？

肿瘤相关性高血糖的诊断标准：

（1）随机血糖水平 > 7.8mmol/L 或空腹血糖 > 6.1mmol/L。

（2）典型的糖尿病症状（烦渴多饮、多尿、多食、不明原因的体重下降）合并随机静脉血浆葡萄糖 ≥ 11.1mmol/L 或空腹血糖 ≥ 7.0mmol/L 或口服葡萄糖耐量试验（OGTT）的 2h 静脉血浆葡萄糖 ≥ 11.1mmol/L，可以诊断糖尿病。无典型症状，需改天复查确认。

注：

随机血糖：不考虑上次进食时间的任一时相血糖。

空腹血糖：禁热量摄入至少 8h 所测得的血糖。

3. 肿瘤相关的高血糖有哪些特点？

（1）随机或空腹血糖升高：肿瘤可通过多种机制影响血糖水平，如肿瘤造成糖代谢异常、破坏胰岛 β 细胞等。患者进行血糖检查时，可提示随机或空腹血糖水平升高，但一般没有达到糖尿病的诊断标准，通常随机血糖 ≥ 7.8mmol/L，空腹血糖 ≥ 6.1mmol/L。

（2）血糖升高迅速：如果是出现了胰腺恶性肿瘤，或者是其他恶性肿瘤转移至胰腺并导致胰岛 β 细胞功能损伤，患者可在短期内出现高血糖，且血糖升高迅速。空腹血糖和餐后 2h 血糖都可达到糖尿病诊断标准，前者超过 7.0mmol/L，后者达到 11.1mmol/L 或更高。

（3）患者无典型糖尿病的特征：由于肿瘤影响血糖代谢的机制较为复杂，且大部分都是突然发病的，血糖并没有达到糖尿病的诊断标准，所以患者基本不会出现典型的糖尿病临床表现（如吃得多、喝得多、尿得多、全身乏力、身体消瘦等），很难通过症状来考虑诊断。

（4）使用口服降糖药物效果不佳：若肿瘤已经造成了胰岛功能的严重损伤，即便是患者开始口服降糖药物（如盐酸二甲双胍缓释片、格列吡嗪片、格列齐特片等），效果控制也多不理想，需要联合胰岛素治疗。

（5）突发急性并发症相对常见：如果肿瘤造成胰岛素活性严重缺

乏，或者是升糖激素不适当升高，可在短时间内导致血糖过高，并引起机体内糖分、脂肪和蛋白质代谢紊乱，进而诱发急性并发症，如糖尿病酮症酸中毒、高血糖高渗状态、乳酸酸中毒等。

不同类型的肿瘤，诱发血糖升高的机制和表现不相同。建议发现血糖升高之后，患者应积极与主治医生沟通、进一步检查，并调整治疗方案。在疾病治疗期间，患者需有良好治疗的依从性、做好个人生活和饮食管理，也需遵照医嘱定时、定期监测血糖变化。

4. 抗肿瘤治疗过程中发生的血糖升高，是永久性的吗？

不一定。抗肿瘤治疗可能导致暂时性的血糖升高，也可能导致永久性血糖升高（或糖尿病），需要具体情况具体分析。

第四节　降糖药对肿瘤的影响

1. 二甲双胍有抗肿瘤作用吗？

二甲双胍在肿瘤信号通路中具有干扰作用，意味着二甲双胍具备预防肿瘤发生的可能性。流行病学研究和体外试验证明，二甲双胍可能是糖尿病、肥胖症以及胰岛素抵抗患者预防肿瘤的有效药物，对多种肿瘤可能有益，特别是对结直肠癌细胞、前列腺癌细胞、卵巢癌细胞和乳腺癌细胞都有抑制作用。

因此，目前认为只要无二甲双胍使用禁忌证，二甲双胍可能是肿瘤和 2 型糖尿病共病患者的最佳降糖方案选择之一。

在儿童患者的治疗上，二甲双胍是目前唯一一个美国食品药品监督管理局批准的可用于 10 岁及以上儿童和青少年 2 型糖尿病的口服降糖药物，但鉴于非胰岛素疗法在儿童中应用安全性或有效性的数据有限，故现阶段对于儿童肿瘤患者仍建议采用胰岛素疗法。

2. 二甲双胍抑制肿瘤的作用机制是什么？

（1）二甲双胍作为胰岛素的增敏剂，可提高葡萄糖氧化分解和肝糖原合成的效率，缓解胰岛素抵抗。

（2）二甲双胍可以下调胰岛素受体（IR）和胰岛素样生长因子 -1（IGF-1）的表达，作用于胞内磷脂胆碱激酶（PI3K）相关通路，从而抑制肿瘤细胞生长。

（3）二甲双胍可激活肝激酶 -B1（LK-B1）-AMP 活化蛋白激酶（AMPK）信号转导通路，促进肿瘤细胞内脂类分解，抑制相关蛋白合成，限制肿瘤细胞的能量供应，进而抑制肿瘤细胞的生长、增殖。

3. 二甲双胍对肿瘤和糖尿病共病患者预后生存有影响吗？

研究表明，二甲双胍可改善恶性肿瘤患者的预后，尤其是对恶性肿瘤和糖尿病共病患者可能更具优势。二甲双胍辅助治疗时可以提高恶性肿瘤患者客观缓解率（ORR）以及明显延长无进展生存期（PFS）、癌症特异性生存期（CSS），在改善总生存期（OS）方面具有显著的优越性。

4. 噻唑烷二酮类降糖药对肿瘤有影响吗？

常用的噻唑烷二酮类药物包括罗格列酮、吡格列酮、曲格列酮等。有研究表明罗格列酮对女性乳腺癌和生殖系统肿瘤没有影响；但吡格列酮能促进膀胱癌的发生，并引起了药物监管部门的重视，使得在一段时间内有些国家禁止临床使用吡格列酮；但吡格列酮能显著降低乳腺癌的发病率，与子宫癌的发生无关等，这类研究还有很多，结论不完全一致。

由于噻唑烷二酮类药物与肿瘤关系的复杂性，在需要长期应用此类药物时应谨慎。

5. 磺酰脲类降糖药对肿瘤有影响吗？

磺酰脲类药物对肿瘤的影响没有一致定论。糖尿病和乳腺癌共病患者使用磺酰脲类降糖药与二甲双胍相比有更高复发、转移和病死的概率。可能原因是磺酰脲类降糖药能促进胰岛素分泌但不能改善胰岛素抵抗。

6. α- 葡萄糖苷酶抑制剂对肿瘤有影响吗？

常用的 α- 葡萄糖苷酶抑制剂有阿卡波糖、伏格列波糖等。

有研究表明服用阿卡波糖的糖尿病患者患结直肠癌风险降低27%。阿卡波糖竞争各种糖苷酶，导致糖吸收不良，降低了排泄物中胆汁酸和中性固醇类的含量，这两种化合物在肠道中可能会转化为致癌物，从而引发结直肠癌，所以阿卡波糖能抑制结直肠癌的发生。

阿卡波糖还能增加 2 型糖尿病患者肠道双歧杆菌的含量，有助于减少肠道炎症反应，抑制消化道肿瘤。但是也有研究并未发现阿卡波糖的使用与消化道肿瘤之间的相关性。

所以至少现在研究表明，α- 葡萄糖苷酶抑制剂对肿瘤的发生、发展没有负面影响。

7. 钠 - 葡萄糖协同转运蛋白 -2（SGLT-2）抑制剂对肿瘤有影响吗？

SGLT-2 抑制剂类药物主要包括恩格列净、卡格列净、达格列净、依帕列净等。它们主要是抑制葡萄糖在肾近端小管的重吸收，促进葡萄糖排泄，从而降低血糖。目前研究表明，卡格列净、达格列净、依帕列净都不会促进肿瘤的发生。

8. 胰高血糖素样肽 -1 受体（GLP-1R）激动剂对肿瘤有影响吗？

常用的 GLP-1R 激动剂类药物包括艾塞那肽、利拉鲁肽等。越来越多人关注这类药物对肿瘤的作用，其与肿瘤的关系等问题限制了这类药物的推广，需要更多的基础和临床研究证实。

9. 胰岛素对肿瘤的发生、发展有不良影响吗？

目前有很多基础研究在探讨胰岛素对肿瘤的影响，但尚未有明确的结论。临床公认的观点如下。

（1）目前不能充分证明胰岛素与肿瘤的发生、发展有关。

（2）如果非胰岛素降糖方案可以控制患者血糖，应当首选非胰岛素降糖方案。

（3）如果口服降糖药物等方案不能控制患者血糖，应及时选用胰岛素控制血糖，以利于肿瘤专科治疗的顺利进行，并减少糖尿病导致的急慢性并发症。

第二章 饮 食 篇

第一节 肿瘤和糖尿病共病患者"吃"和"控"的原则

1. 肿瘤和糖尿病共病患者应多吃还是少吃？

肿瘤患者应该加强营养，增加饮食的摄入，而糖尿病患者又需要控制饮食（图 2-1）。

这两者看似矛盾，但可以通过以下方法明确肿瘤 - 糖尿病患者应多吃还是应控制。

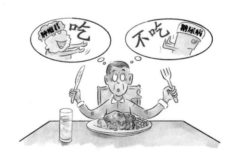

图 2-1　肿瘤和糖尿病共病患者应不应该吃？

利用如下方法评估患者营养状态。

（1）体重评估法：理想体重（kg）= 身高（cm）－ 105（男）或 100（女）

患者实际体重与上述理想体重比较，±10% 属于正常范围；低于 10% 为消瘦；高于 20% 为肥胖（图 2-2）。

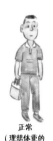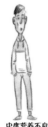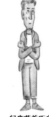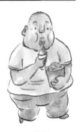

正常
（理想体重的
90%～109%）

重度营养不良
（理想体重的
60%～69%）

中度营养不良
（理想体重的
70%～79%）

轻度营养不良
（理想体重的
80%～89%）

超重
（大于理想体重 10%）

肥胖
（大于理想体重 20%）

图 2-2　体重评估法

（2）体重指数评估法：体重指数 = 体重 / 身高 ^{2}（kg/m^2）

18.5 ～ 23.9kg/m^2 为正常；＜ 18.5kg/m^2 为消瘦；≥ 24kg/m^2 为超重；≥ 28kg/m^2 为肥胖。但应注意排除营养不良性水肿（图 2-3）。

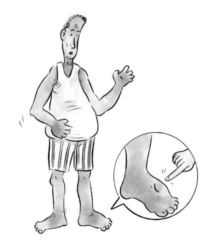

图 2-3　凹陷性水肿

（3）是否存在肌肉减少

①图 2-4 所示是非常简单的评估是否存在肌肉减少的方法。

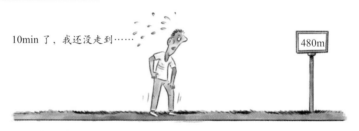

10min 了，我还没走到……

480m

图 2-4　肌肉减少步行评估法

②观察法：可观察以下部位是否凹陷：颞部（颞肌）、肩部（三角肌）、骨间肌肉、肩胛部（背阔肌、斜方肌、三角肌）、大腿（股四头肌）、小腿（腓肠肌）。如果有凹陷，说明肌肉明显减少（图 2-5）。

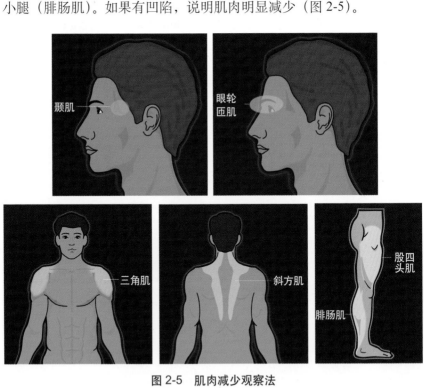

图 2-5　肌肉减少观察法

③测量小腿腿围：被测量者两腿分开与肩平宽，测量小腿最粗壮处以水平位绕其一圈，测量单位为 cm。小腿围正常范围：身高（cm）×

0.20～0.21，男性＜34cm、女性＜33cm 提示肌少症（图 2-6）。

④还可以通过做肌电图、人体成分分析仪检查肌肉是否减少。

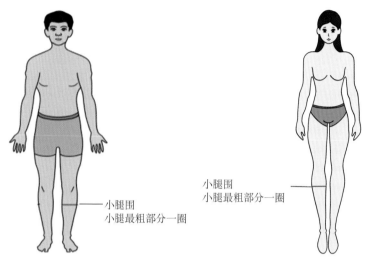

小腿围
小腿最粗部分一圈

小腿围
小腿最粗部分一圈

图 2-6　小腿测量法

以上多种方法简单易行，可以单独使用，最好是联合使用，评估后，营养状态好的患者应控制饮食的摄入，营养状态差的患者就应增加食物的摄入。

2. 肿瘤和糖尿病共病患者应"吃"多少？

根据患者应达到的体重（就是理想体重）来计算每天应吃多少，就是每天摄入的理想达标能量（图 2-7）。

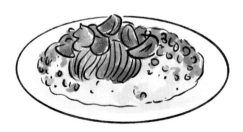

理想达标能量 ＝ 理想体重（kg）× （25 ～ 30）（kcal/kg）

图 2-7　理想达标能量

每日理想体重（kg）= 身高（cm）- 105（男）或 100（女）

理想达标能量 = 理想体重（kg）×（25 ~ 30）（kcal/kg）

如果患者已经达到理想体重，那摄入量一定要控制在理想达标能量内，要适当控制饮食摄入；未达到理想体重的患者，应尽量保证摄入每日所需的达标能量。

3. 肿瘤和糖尿病共病患者怎样合理分配每餐的摄入量？

早餐提供的能量占全天总能量的 25% ~ 30%，午餐占 30% ~ 40%，晚餐占 30% ~ 35%。简单一点就是三餐各占 1/3，重点强调的是：不能将总能量集中在某餐摄入，如晚餐摄入过多，而早餐、中餐占比少。

4. "少食多餐"可以帮助肿瘤和糖尿病共病患者更好地控制血糖吗？

每一次进食，都会刺激胰岛 β 细胞分泌相应的胰岛素来储存食物中的热量，长此以往，加速胰岛功能衰竭。因此，在保证每天总热量的前提下，没必要采取少食多餐，一日三餐饮食反而更有利于维护胰岛 β 细胞功能。

但肿瘤患者如果出现以下问题时，可以少食多餐：①纳差症状严重、每餐进食量少的患者；②空腹血糖控制可以，餐后血糖明显升高的患者，少食多餐可以很好地改善患者餐后 2h 血糖值，对餐后血糖明显升高的糖尿病患者有一定帮助。

5. 肿瘤和糖尿病共病患者怎样"少食多餐"？

尽量把每日理想达标能量 [如理想体重为 60kg，每日需要能量是 60 ×（25 ~ 30）kcal = 1500 ~ 1800kcal] 根据患者进食情况分成 4 ~ 6 餐甚至更多餐，既解决患者单餐进食不足或餐后高血糖，又满足患者进食能量达标，避免营养不良事件的发生。

两餐间隔以 4 ~ 6h 为宜，上午可在 10：00 左右，下午可在 16：00 左右加餐。

6. 肿瘤和糖尿病共病患者如何合理安排用餐？

（1）定时定量进餐，餐次安排视病情而定（尽量一日三餐，但进食较差和只能进流质饮食患者，也可少食多餐）。定时定量进餐，有助于糖尿病患者寻找餐后血糖变化规律，以及餐后血糖与饮食之间的关系。

（2）控制进餐速度，尽量细嚼慢咽。细嚼慢咽可能有助于患者减少进食量。建议早晨 15 ～ 20min，中晚餐 30min 左右。

（3）调整进餐顺序，养成先吃蔬菜、再吃肉蛋、最后吃主食的习惯。

第二节　食物的分类和血糖生成指数

1. 什么是血糖生成指数（GI）？

食物对血糖的影响称为血糖生成指数（GI）。血糖生成指数越高，对血糖的影响越大，根据血糖生成指数的高低把食物分为以下 3 种。

（1）高 GI 食物：血糖生成指数 > 70，它们进入胃肠后消化快，吸收率高，升高血糖速度快，血糖下降的速度也快，如谷类、薯类、淀粉类、水果类等是高血糖生成指数的食物。

（2）低 GI 食物：血糖生成指数 < 55，它们在胃肠中停留时间长，吸收率低，升高血糖相对不明显，下降速度也慢，如豆类、乳类、蛋类、瘦肉类、脂肪类等是低或较低血糖生成指数的食物。

（3）中等 GI 食物：血糖生成指数在高血糖生成指数和低血糖生成指数之间。

需要强调的是：无论是高血糖生成指数食物还是低血糖生成指数食物，常因食物品种和加工方式不同而引起血糖生成指数的变化。所以食物加工方式的不同也会影响食物对血糖的影响。

2. 不同加工方式对血糖生成指数的影响？

不仅是不同食物类别有不同的血糖生成指数（GI），同一种食物的不同加工方法也会明显影响食物的血糖生成指数。

（1）烹调加淀粉：制作主食时，为了增加杂粮熬粥的黏稠度（浓度）而加入淀粉，这样的加淀粉粥，糖尿病患者使用后血糖就不容易控制。

（2）烹调追求"绵软"：很多患者吃饭、喝粥喜欢追求"软糯"口感，将食材放进电饭煲里炖得软烂，炖的时间越长食物消化吸收速度越快，血糖上升速度也越快。

（3）烹调加过多油脂：添加过多油脂会大幅度增加食物热量，不利于血糖控制。

（4）蔬菜切得太碎：如果蔬菜切得太碎，烹饪后维生素、膳食纤维等营养素会大大减少，对人体不利。

正确选择烹饪方式非常重要，同一食物采取不同的烹饪方式，其升糖作用天差地别。正确的烹调方法如下：蒸、煮、炖、凉拌、快炒等，是对血糖影响较小又营养的烹饪方式。

3. 常见食物的血糖生成指数

血糖生成指数（GI）越高对血糖的影响越大。食物对血糖的不同影响见表 2-1。

表 2-1　常见食物对血糖的不同影响

分类		具体食物	血糖生成指数
粮谷类	面及其制品	白面馒头、全麦面包	高
		荞麦面馒头、玉米馒头、荞麦面条	中等
		大麦粒面包、燕麦麸面包、小麦粒面包	低
	米及其制品	小米饭、白米饭	高
		燕麦片粥	中等
		燕麦饭、莜麦饭、黑米饭、玉米糁粥、黑米粥	低

分类		具体食物	血糖生成指数
薯类	薯类	红薯（煮）	高
		土豆（煮）	中等
		蒸芋头、山药、甘薯	低
	其他	玉米（甜）、三鲜饺子、芹菜猪肉馅包子	低
蔬菜类	叶菜类	白菜、生菜、小白菜、卷心菜、菠菜、芹菜、空心菜、马齿苋、荠菜	低
	根菜类	茭白笋、甘蔗笋、芦笋、萝卜	低
	豆荚类	荷兰豆、四季豆、豇豆、扁豆	低
	茄果类	茄子、甜椒、番茄、辣椒、香瓜茄	低
	食用菌类	香菇、木耳、草菇、金针菇、猴头菇	低
水果类		西瓜、哈密瓜	高
		木瓜、芒果、杏、菠萝、香蕉、猕猴桃	中等
		草莓、李子、柚子、桃子、葡萄、柑橘、樱桃、梨、火龙果、苹果、枣	低
肉类	畜肉类	脆肠、肥肠、猪肚、牛肚	高
		猪瘦肉、牛肉、羊肉、香肠、腊肠、火腿、培根	低
	禽肉类	鸡肉、鸭肉、鹅肉	低
	鱼虾蟹贝类	鱼丸、虾、牡蛎、鳗鱼、沙丁鱼、蛤仔、鳕鱼、鲔鱼	低
蛋类		鸡蛋、鸭蛋、鹅蛋、鹌鹑蛋、鸽子蛋	低
奶类	奶类及其制品	全脂牛奶、脱脂牛奶、低脂奶粉、降糖奶粉、老年奶粉、酸奶、低脂酸乳酪、豆奶	低
豆类	豆类及制品	黄豆、绿豆、豌豆、毛豆、芸豆、蚕豆、炖豆腐、豆腐干、黑豆汤	低
坚果		花生、瓜子、腰果、核桃	低
饮料类		啤酒、橘子汁、芬达软饮料	中等

分类		具体食物	血糖生成指数
		水蜜桃汁、不加糖菠萝汁、不加糖柚子果汁、纯橙汁、番茄汁、柠檬水	低
食用油	植物油	菜籽油、花生油、蓖麻油	低
	动物油	猪油、牛油、鸡油	低
其他	混合膳食	牛肉面、米饭＋红烧猪肉	高
		玉米粉＋人造黄油（煮）、馒头＋黄油、米饭＋蒜苗炒鸡蛋、玉米面/窝窝头、米饭＋芹菜肉丝	中等
		馒头＋酱牛肉、饼＋鸡蛋炒木耳、牛奶蛋糊、芹菜猪肉包子、米饭＋鱼、三鲜饺子、猪肉炖粉条、小麦粉肉馅馄饨	低

第三节　肿瘤和糖尿病共病患者食物选择原则

1. 肿瘤和糖尿病共病患者应怎样选择食物种类？

人体所需营养、能量来源于不同的食物，肿瘤和糖尿病共病患者应该：

（1）每餐都有 3 种主要的食物类别：粮谷类＋蔬菜类＋肉类。

（2）适当在两餐之间加坚果和水果。

（3）尽量在 3 种主要食物类别中选择"血糖生成指数"低的食物。

2. 肿瘤和糖尿病共病患者三大营养物质（碳水化合物、蛋白质、脂肪）的分配比例

肿瘤和糖尿病共病患者所需三大营养物质供能比例如下：

碳水化合物：脂肪：蛋白质分别为(30%～50%)：(25%～40%)：(15%～30%)。

3. 肿瘤和糖尿病共病患者的饮食结构和单纯糖尿病患者的饮食结构一样吗？

不一样。从表 2-2 可见肿瘤和糖尿病共病患者增加了脂肪摄入比例，保证了蛋白质摄入比例，减少了碳水化合物摄入比例。

表 2-2　肿瘤和糖尿病共病患者的饮食结构和单纯糖尿病患者的饮食结构

病种	碳水化合物占比	脂肪占比	蛋白质占比
恶性肿瘤和糖尿病共病	30%～50%	25%～40%	15%～30%
2 型糖尿病	50%～60%	15%～20%	25%～30%

这样的高蛋白、高脂肪食物升糖指数相对较低，既保证了肿瘤患者食物提供能量，又有利于血糖控制。医生和患者还应在总能量控制的前提下，根据患者的状况（如血脂、肾功能等情况）进行个体化设定饮食结构。

4. 肿瘤和糖尿病共病患者应避免摄入哪些食物？

（1）动物内脏、肥肉、蛋糕等脂肪含量过高的食物。

（2）不推荐患者食物中常规添加糖（如牛奶、豆浆、稀饭中加糖等）。

（3）限制摄入含盐高的食物，如味精、酱油、盐浸等加工食品、调味酱等。

（4）各种果汁饮料。

（5）尽量限制饱和脂肪酸、反式脂肪酸的摄入量（如油炸、烧烤、零食、奶茶等）。

（6）奶油、黄油等。

第四节　肿瘤和糖尿病共病患者营养物质的选择

1. 正确认识"糖"

（1）糖属于哪类食物？

生活中，糖属于粮谷类（也就是碳水化合物类）。

（2）糖可分为哪几类？

糖可分为精制糖、添加糖、碳水化合物及甜味剂这几类。精制糖和添加糖基本指的是同一类糖。无论是恶性肿瘤患者还是糖尿病患者均要减少精制糖、添加糖的摄入。《中国居民膳食指南（2022）》推荐每天摄入糖不超过50g，最好控制在25g以下。

①精制糖：在天然食物中提纯的糖，如白砂糖、红糖、玉米糖浆、结晶果糖（提纯的果糖）、果葡糖浆（果糖＋葡萄糖）。

②添加糖：白砂糖、红糖、结晶果糖等。

③碳水化合物：各种糖都可以称为碳水化合物，包括单糖、双糖、多糖、寡糖、糖醇，具体见表2-3。

表2-3　碳水化合物的分类和各自特点

分类		举例	特点
碳水化合物	单糖	果糖、葡萄糖、蜂蜜等	
	双糖	蔗糖、乳糖等	
	多糖	淀粉	可以被分解吸收
		膳食纤维	不能被分解吸收
	寡糖	糊精	可以被分解吸收
		低聚果糖	不能被分解吸收
	糖醇	木糖醇	单糖衍生物

④甜味剂：指赋予食品甜味的物质，可以分为天然甜味剂、人工合成甜味剂或营养性甜味剂、非营养性甜味剂。

天然甜味剂是指从自然界生物体中提取加工而得到的除蔗糖以外的天然甜味物质，如果糖、赤藓糖醇等，也属于营养性甜味剂，因为要产生热量。

人工合成甜味剂：阿斯巴甜等，也属于非营养性甜味剂，热量可忽略不计。

（3）甜味剂产生热量少，可以多吃吗？

不可以多吃。

很少量的甜味剂可以让食物足够甜，特别是非营养性的甜味剂，如阿斯巴甜，它的甜度是蔗糖的 150 ～ 200 倍，少量就可以很甜，但热量可以忽略不计。但长期食用甜味剂食品会降低人们对甜味的敏感度，一不小心就会在食物中摄入更多的糖。

（4）白糖、红糖、冰糖、蜂蜜有区别吗？

有一定的区别。

白糖、红糖、冰糖的主要成分是蔗糖，除蔗糖外其他营养物质非常少，蔗糖是双糖，人们食用以后要靠身体中的消化酶把它分解成单糖（葡萄糖和果糖）以后，才能吸收，糖尿病患者不要随便食用。

蜂蜜主要成分就是葡萄糖和果糖，还含有不少营养物质，例如多种维生素及微量元素，不用人体分泌消化酶就能很快被直接吸收，因此糖尿病患者在可控制量的前提下适量食用，对于体力劳动强度大、剧烈运动或低血糖时服用蜂蜜后能很快吸收营养，减轻疲劳，迅速恢复体力。

（5）果糖不易升高血糖，肿瘤和糖尿病共病患者可以多吃吗？

可以吃，但要讲究方法。

果糖是一种单糖，天然果糖来自于水果及蜂蜜，也是天然甜味剂 / 营养性甜味剂，而提纯后的果糖，在加工食品中成为精制糖 / 添加糖。

果糖甜度高，口感好、不易导致龋齿且不易升高血糖。

果糖会增加肥胖及肠癌的发生率；果糖不会产生太多的饱腹感，因此可能会进食更多的食物；且果糖主要在肝中代谢，长期大量摄入果糖，会增加肝脏负担。肿瘤患者治疗药物大多易导致肝功能受损，若再增加肝脏的负担无疑是雪上加霜，因此，果糖也不能多吃。建议如下。

①选择天然的水果和蔬菜来获得果糖和其他营养物质，不建议摄入含果糖的各类加工食品。

②每天吃 200 ～ 350g 水果。

③不建议鲜榨果汁代替水果。

④痛风 / 高尿酸患者避免含果糖高的食物，如蜂蜜。

（6）"0"蔗糖饮料就是不加糖饮料吗？

"0"蔗糖饮料≠不加糖饮料。

食品安全国家标准指出糖含量≤0.5g/100ml（g），可在食品标签上标注"无糖"；糖含量≤5g/100ml（g），可在食物标签上标注"低糖"；"0"蔗糖是指不额外添加蔗糖，如红糖、白砂糖，但并不代表没有添加葡萄糖、果糖、乳糖等。所以无糖食物或无糖饮料并不是指完全没有加糖，这里面就有0.5g/100ml（g）的波动，喝进去或吃进去的都是添加了一点糖的。

（7）无糖零食是不加糖食品吗？

无糖零食≠不加糖食品。

无糖零食添加糖本身的热量是比蔗糖低，但零食本身是有热量的，在人身体内一样转换成为能量。比如同等重量的无糖饼干和普通的饼干相比，它们的热量实际相差不大，而且无糖饼干为了酥脆的口感往往会添加更多的脂肪，并不是说吃了无糖食品就不会导致血糖的升高。

因此，我们买食物或饮料的时候一定要看标签和成分表，不要被表面的字眼所迷惑，无论是无糖食品还是无糖饮料我们都不能无节制地吃喝，一定要有节制。

2. 碳水化合物

（1）肿瘤喜欢"糖"，那不吃或者少吃可以吗？

不可以！

在营养学上，碳水化合物统称为糖类，是人体必需的营养物质，为机体提供能量，是人体主要的能源物质，不吃或者少吃容易导致营养不良。但所谓的吃"糖"有很大的讲究。

肿瘤患者应合理吃"糖"，而这个糖指的是五谷杂粮及天然糖，比起蔬菜、水果等植物性食物，癌细胞更加喜欢精制糖（白糖、红糖、方糖、砂糖等），这些精制糖非常容易吸收入血，引起血糖大幅度波动，也更容易被癌细胞吸收摄取，所以尽量不要吃精制糖。

植物性食物（五谷杂粮、蔬菜水果）中的糖，属于复合糖，较精制糖结构复杂，且有植物细胞壁的保护，消化吸收相对缓慢，血糖较为稳定，被癌细胞吸收利用的也就相对减少，且植物性食物还含有蛋白质、维生素、膳食纤维等生命必需营养物质，是可以吃的。

（2）"少吃饭、多吃肉"是保证营养、控制血糖的合理方法吗？

少吃甚至不吃主食不是控制血糖的合理方法。因为主食（米饭、面条、馒头等）摄入过少可导致脂肪过度分解出现酮症，甚至发生酮症酸中毒；肉吃多了也会换转化为糖类，升高血糖。

（3）哪些谷物类食物对控制血糖有益？

全谷物碳水化合物替换部分精制谷物有利于血糖、血脂和体重的控制，如杂粮米饭（黑米、燕麦、糙米、藜麦、荞麦等）和杂粮面条代替白米饭、精面条。这类粗粮含膳食纤维高，在胃肠内停留时间更长，可增加饱腹感，对餐后血糖和整体血糖的控制非常有好处。

（4）肿瘤和糖尿病共病患者主食应怎么吃？

肿瘤和糖尿病共病患者主食应该粗细搭配，每餐自己拳头大小（这样估计吃多少），其中 2/3 为细粮，1/3 为粗粮，每天总量 3 拳头左右（自己拳头）。还可以请主管医生、营养科医生协助饮食管理。具体见图 2-8。

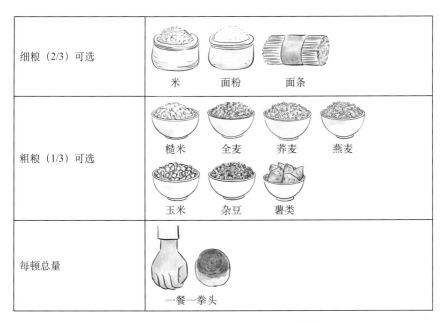

细粮（2/3）可选	米　　　面粉　　　面条
粗粮（1/3）可选	糙米　全麦　荞麦　燕麦　玉米　杂豆　薯类
每顿总量	一餐一拳头

图 2-8　肿瘤和糖尿病共病患者主食选择

（5）爱好面食的肿瘤和糖尿病共病患者可以吃面条吗？

可以吃面条。恶性肿瘤和糖尿病都是消耗性疾病，如果每日食物量吃不够容易营养不良，因此对于患者来说我们要在保证营养的基础上控制好血糖。

但市面上的面条多种多样，做法也多种多样，吃法也多种多样，对血糖的影响也是有差别的。

①选择以下的面条种类有利于血糖控制。

选择一些全谷物类的杂粮面条，不选择精面条。全谷物是未经精细加工，或虽然经过碾磨、粉碎、压片等处理仍保留了完整谷粒所具备的麸皮、胚芽和胚乳及其天然营养成分的谷物。而精深加工通常将麸皮和胚芽除去，仅保留胚乳部分，一些主要营养素也会流失，如烟酸、蛋白质、叶酸、纤维素及一些矿物质等。

在选择的时候可以看一下它的成分表，如果营养成分表前两位有小麦粉的面条，建议不要选择。改选一些杂粮为主要原料的面条，如营养成分表前两位有燕麦、藜麦或荞麦做的面条，这类面条和精面相比血糖生成指数更低，低血糖生成指数的食物在胃肠内停留时间长，含膳食纤维高，还可增加饱腹感，餐后血糖波动较小，对延缓餐后血糖上升非常有好处。

②注重面条的食用量。

即便是杂粮面条，养生类的杂粮，如果进食过多，也对血糖的控制不利，所以日常生活中一定要掌握好食用面条的量，可以买一个家用的厨房秤，每次控制在 80g 左右，也可以买一些已经分好小包装的面条，也能帮助控制好量。

③合理搭配面条的配菜。

吃面条一定要搭配合理，建议不要搭配一些根茎类的蔬菜，可以搭配一些叶类的蔬菜，蔬菜的量建议至少和面条一样多，比如说蔬菜的量可以是面条量的 2 倍；肉类可以搭配少量瘦肉或一个鸡蛋。

④调整吃面顺序。

吃面条的顺序有讲究，可以先吃一些蔬菜，再吃肉类、蛋类，最后再吃面条，吃面条的话，尽量吃一些控制油的拌面，少吃一些汤面。

煮的时候先将面条煮到半熟，然后放在冷水中冷透，再将面条彻底煮熟，这样不容易将面条煮烂，且更有嚼劲，对控制血糖也有好处。

（6）肿瘤和糖尿病共病患者可以喝粥吗？

建议喝杂粮粥。

①最好不要单吃，可以在粥里面加入肉、蛋、蔬菜等。

②喝粥时注意量，无论吃什么食物都有一定的量，当摄入多了，血糖都会升高。

③煮粥的时候最好不要使用高压锅压，因为高压锅压出来的粥又软又糯，更容易消化吸收，升血糖更快。

④煮杂粮粥的时候可以一半杂粮，里面加绿豆、红豆、玉米、黑米等，一半大米。或者煮纯的小米粥也可以。

⑤煮粥不要额外添加糖。

（7）怎样烹饪主食才能使血糖升得更慢？

①煮大米饭时加点杂粮或杂豆，营养更全面。

因为谷类缺少赖氨酸（人体需要的一种必需氨基酸），而豆类中的赖氨酸则含量较高，二者搭配既可以营养互补，还能使餐后血糖不至于升得太高，一般全谷杂粮：大米 ≈ 1 : 3 即可。

不要纯杂粮煮饭，以免口感不好，影响食欲，长期食用纯杂粮，还能影响营养素的消化与吸收，导致营养不良。

②米饭不要加过多水、煮得过于软烂，保温时间也不要太长。

③在煮豆类、稀饭、制作馒头时不要添加碱，以免损失维生素 B_1。

④煮粥时加些其他谷物，如玉米、糙米、燕麦等，不要煮得太烂，煮熟即可。

3. 蛋白质

（1）肿瘤和糖尿病共病患者怎样合理选择蛋白质？

肉类、鸡蛋、牛奶、豆腐中均含有较多的蛋白质，但不同种类的蛋白质对人体的益处也不同，具体推荐如图 2-9。

（2）怎样选择和烹饪肉类更利于血糖控制？

①选肉的时候，选择油脂少的部位，以降低摄入的热量，如鸡胸肉、牛里脊等。

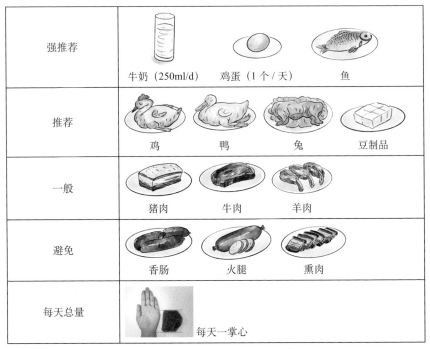

强推荐	牛奶（250ml/d） 鸡蛋（1个/天） 鱼
推荐	鸡 鸭 兔 豆制品
一般	猪肉 牛肉 羊肉
避免	香肠 火腿 熏肉
每天总量	每天一掌心

图 2-9　肿瘤和糖尿病共病患者蛋白质选择

②对于不饱和脂肪酸的含量而言，白肉要好于红肉，例如：鱼肉要优于牛、羊、猪肉，但也不能长时间不吃牛、羊、猪肉，这样容易贫血，因此一周 1～2 次牛、羊、猪肉最佳。

③烹煮肉类时，采用清蒸、炖、煮的烹调方法，可以减少食用油的用量和营养物质的流失。

④尽量避免高温烘烤、煎炸、红烧等，以免过度加热对蛋白质、维生素破坏多，肉中脂肪过度氧化，产生致癌物，增加脂肪和热量。

（3）肿瘤和糖尿病共病患者，需要经常购买蛋白粉吃吗？

所谓蛋白粉，一般是采用提纯的大豆蛋白、酪蛋白、乳清蛋白、豌豆蛋白或上述几种蛋白的组合构成的粉剂。健康人群的蛋白摄入量：1.0～1.2g/（kg·d），每日进食适量主食（男性 300g 以上，女性 250g 以上）、1～2 杯牛奶（300～500ml）、1 个鸡蛋、150g 瘦肉、100～

150g 豆类制品等，就可以满足上述蛋白质推荐摄入量。所以营养状态正常的患者是不需要额外补充蛋白粉。

4. 脂肪

（1）肿瘤患者摄入高脂饮食一定不好吗？

肿瘤患者所需的三大营养物质供能比例（碳水化合物：脂肪：蛋白质为（30%～50%）：（25%～40%）：（15%～30%）和单纯糖尿病患者所需三大营养物质供能比例（碳水化合物：脂肪：蛋白质为（50%～60%）：（15%～20%）：（25%～30%）相比较，增加了脂肪的摄入比例，可见对肿瘤和糖尿病共病患者适当增加脂肪的摄入既能满足能量摄入，又能有利于血糖控制。但选择脂肪的种类和量也要注意，可多摄入优质脂肪酸（如多不饱和脂肪酸或单不饱和脂肪酸），限制含动物脂肪，避免油炸食物和动物内脏的摄入。

（2）肿瘤患者怎样合理摄入脂肪？

肿瘤患者摄入的脂肪种类推荐见表 2-4。

表 2-4　脂肪推荐级别

强推荐	橄榄油
推荐	花生油、豆油、菜籽油、玉米油
不推荐	饱和脂肪酸（猪油）
每天总量	不得超过 30g（约 3 汤匙）

5. 蔬菜

（1）哪些蔬菜对控制血糖有益？

几乎所有蔬菜对血糖控制都非常有利，因其含高膳食纤维，在保证可溶性膳食纤维摄入下，非常有助于控制血糖，包括但不局限于绿叶、菌菇类，如白菜、卷心菜、油菜、苋菜、金针菇、平菇等。

但土豆、山药、芋头、藕等食物应归于淀粉类食物，不应归于蔬菜类。

（2）怎样掌握吃蔬菜的种类和量？

绿叶蔬菜一般不受限制，多一点更好，具体的种类和数量推荐如

表 2-5 所示。

表 2-5 蔬菜推荐级别

强推荐 白菜	绿叶蔬菜（白菜、油菜、卷心菜、菠菜、苋菜、芹菜、蓬蒿菜等），紫色茄子等
强推荐 蘑菇	菌藻类食品，包括平菇、香菇、金针菇、海带、紫菜、黑木耳等
不推荐	土豆、山药、地瓜、藕、芋头、红薯等，它们淀粉含量较高，应归类在主食里
每天	500～1000g 新鲜蔬菜，双手一大捧，水煮为主 500～1000g 新鲜蔬菜

（3）怎样烹饪蔬菜才能使血糖升得更慢？

①蔬菜、豆类、薯类尽量切大块，不要切得太碎，使其不易糊化。

②有机的蔬菜、水果不用去皮，洗净即可。

③切好的菜不要浸泡在水中，否则烹饪后维生素 C 损失可达 80%。

④烹调蔬菜时，最好在水煮开后再下锅，不要盖锅盖。

⑤宜急火快炒蔬菜，降低蔬菜的糊化程度，从而降低其升糖指数。

⑥可选择一些吸油少的蔬菜，降低食用油的使用，比如木耳、青椒、芹菜、蘑菇等，每天每人的烹调用油不超过 30g。

⑦少盐：每天摄入钠盐不超过 5g，也就是约 1 啤酒瓶盖的量，推荐炒菜起锅前再放盐。

⑧尽量选择生食与凉拌，因为蔬菜里面的维生素 C 与叶酸，既怕热，又怕氧化，还容易溶在水里损失掉。生食与凉拌既可以减少营养

素的流失，也可以减少过多油的包裹。

6. 水果

（1）水果大体的分类和含糖量的差别

①鲜果类——优选。

②干鲜果脯类——含糖量太高。

成熟或放置时间长比不成熟、新鲜的水果含糖量更高；含水量少比含水量大的水果对血糖影响更大。

（2）哪些水果对血糖影响较大？

香蕉、枣、荔枝、桂圆、榴莲、菠萝蜜等，这些含糖多的水果对血糖影响较大。

（3）哪些水果对血糖影响较小？

柚子、橙子、苹果、梨、桃子、青梅、木瓜、黄瓜、西红柿等，这些水果含糖少，对血糖影响较小。

（4）肿瘤和糖尿病共病患者如何选择水果及制品？

根据对血糖的影响，水果及制品选择有讲究。

①优先选择：樱桃、李子、柚子、苹果、梨、鲜桃、广柑、西瓜、西红柿（图2-10）。

②可适量选择：芒果、猕猴桃（图2-11）。

③尽量少选择：葡萄、桔子、桔汁、菠萝（图2-12）。

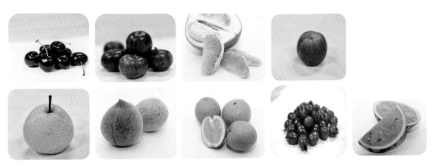

图 2-10　强推荐水果

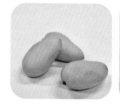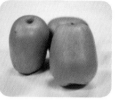

图 2-11　推荐水果

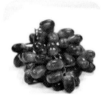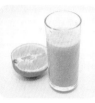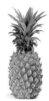

图 2-12　弱推荐水果及制品

④不建议选择：香蕉、葡萄干等干鲜果脯类（图 2-13）。

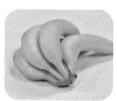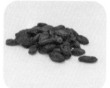

图 2-13　不推荐水果及制品

（5）肿瘤和糖尿病共病患者食用水果的注意事项

①最好在空腹血糖＜ 7.0mmol/L，餐后 2h 血糖＜ 10.0mmol/L 时再食用水果。

②在两餐之间（上午 10：00 ～下午 4：00）或运动前、后食用。

③不要打成果汁，以免损失果胶、膳食纤维等营养物质。

④尽量选用含糖量少的水果，如柚子、橙子、苹果、梨、桃子、青梅、木瓜、黄瓜、西红柿等。

7. 饮品

（1）肿瘤和糖尿病共病患者可以喝饮料吗？

应避免任何含糖饮料。

（2）肿瘤和糖尿病共病患者可以喝茶吗？

几乎各种茶叶对肿瘤和糖尿病共病患者都有益，像绿茶含绿茶多酚，可以增加胰岛素的敏感度，调节糖代谢。但睡眠不好的患者应该尽量减少或避免喝茶。

（3）肿瘤和糖尿病共病患者可以喝咖啡吗？

咖啡因可以增加胰岛素的敏感度，调节糖代谢。可喝纯咖啡，避免喝加糖的咖啡，睡眠不好的患者也应该避免喝咖啡。

（4）肿瘤和糖尿病共病患者可以饮酒吗？

不建议饮酒。

若确实要饮酒，需要限制饮酒量。每周饮酒不超过 2 次，男性＜ 25g 酒精量 / 天，女性＜ 15g 酒精量 / 天（表 2-6）。

表 2-6　酒精量计算方法

酒精（g）	种　　类
15	啤酒 350ml ≈葡萄酒 150ml ≈ 38 度白酒 50ml
25	啤酒 750ml ≈葡萄酒 250ml ≈ 38 度白酒 75ml

第五节　举例说明肿瘤和糖尿病共病患者怎样"吃"

1. 肿瘤和糖尿病共病患者怎样摄入三大营养物质？

（1）主食粗细搭配（图 2-8）。

（2）高蛋白饮食对肿瘤患者有益（图 2-9）。

（3）脂肪不局限于烹饪油，还包括肉类、蛋、坚果等食品脂肪的含量（表 2-4）。

（4）必不可少的蔬菜这样吃（表 2-5）。

2.肿瘤和糖尿病共病患者怎样摄入三餐？

（1）有行动能力的患者：每天所需能量为 30 ～ 35kcal/kg。

例如：如体重 60kg，每日所需的能量为 1800 ～ 2100kcal，每日食谱可以这样安排。

早餐：燕麦片 75g，鸡蛋 50g（约 1 个），牛奶 250ml。

午餐：糙米 125g，豆腐 50g，鸡肉 150g，蔬菜 450g。

晚餐：杂粮饭 100g，蔬菜 250g，瘦肉 100g。

（2）长期卧床的患者：每天所需能量为 20 ～ 25kcal/kg。

例如：体重 60kg，每日所需的能量为 1200 ～ 1500kcal，每日食谱可以这样安排。

早餐：淡豆浆 300ml，菜包子 50g（1 两），鸡蛋 50g（1 个），蔬菜少许。

午餐：杂粮饭 75g（1.5 两），鲈鱼 100g（2 两），香菇青菜 150g（3 两），花菜 100g。

晚餐：杂粮饭 75g（1.5 两），红烧排骨 100g（2 两），蒜蓉四季豆 100g（2 两），绿色蔬菜 150g（3 两）。

第六节　肿瘤和糖尿病共病患者流质饮食的指导

1.流质饮食对血糖有何影响？

流质、半流质饮食（如果汁、米糊等）比固体饮食更容易导致餐后血糖升高。

2.怎样配制流质饮食？

肿瘤和糖尿病共病患者如病情需要全部或部分流质饮食，参考以下方法进行配制，可尽量降低流质饮食对血糖的影响。

（1）确定每天应摄入总能量（如理想体重为 60kg，每日需要能量为 25 ～ 30kcal/kg，即 1500 ～ 1800kcal），少食多餐，会避免血糖明显波动。

（2）改变摄入流食食物的构成。

①减少主食的摄入：增加粗粮的摄入，碳水化合物以粗代细，如增加燕麦、糙米等粗粮。

②增加膳食纤维：如蔬菜等。

③适当增加单不饱和脂肪酸摄入比例：如橄榄油、坚果等。

④适当增加蛋白质摄入：增加肉类、鸡蛋。

第七节　特殊情况下的饮食指导

1. 空腹血糖升高该如何控制饮食？

空腹血糖高除了与疾病本身、降糖药、运动、睡眠等因素有关，进食也是重要的因素，有利于空腹血糖控制的饮食习惯如下。

（1）控制晚餐的摄入量，包括需控制大量蛋白质、高脂肪、高糖食物，如减少米饭、面条、糖果、饼干等高糖高淀粉的食物；尽量选择如瘦肉、鱼类、豆腐、蔬菜、水果等，而不选择肥肉、蛋糕、甜点等高糖高脂的食品。

（2）晚餐进餐时间最好在 19：00 之前，一是让食物充分消化吸收，二是不会因为进食过饱影响夜间睡眠，这样可以更好地控制空腹血糖。

（3）多吃高纤维食品，多选择如蔬菜、全谷类食品等。

（4）晚餐后或睡前不再吃水果或喝饮料、牛奶。

2. 餐后血糖升高该如何控制饮食？

餐后血糖高大部分原因是饮食摄入量及饮食结构不合理。

（1）在保证每日总热量摄入的基础上，适当减少饮食摄入量。

（2）改变饮食结构

①降低谷类、富含油脂的肉类摄入量。

②增加膳食纤维、豆类、坚果、乳制品的摄入。

③减少细粮增加杂粮。

④增加菌类、深色蔬菜的摄入（如紫玉米、黑米、绿叶蔬菜、瓜类蔬菜、藻类蔬菜、鲜豆类蔬菜等）。

⑤减少动物油，适当增加植物油的摄入。

⑥减少含糖水果的摄入。

（3）改善烹调的习惯：由细变粗，由油腻变清淡，改变烹饪的方式，如米煮成饭而不是做成粥，采取蒸、煮、凉拌方式而非油炸红烧等。

（4）改变饮食偏好：膳食中，甜味来源主要是蔗糖（冰糖、白砂糖、红糖），升高血糖的作用非常明显，而果糖的甜度是蔗糖的 $1.2 \sim 1.5$ 倍，且果糖被肠道吸收速度更慢，不依赖胰岛素进行代谢，对人体血糖影响很小。喜欢甜食的糖尿病患者，可以用果糖代替蔗糖。

（5）改变进餐的顺序及进餐时间，可先进食蔬菜，再进食肉蛋类，最后进食主食，一餐时间控制在 $20 \sim 30min$。

如果营养差但餐后血糖又高的患者，除了上述强力推荐的饮食以外，还需要通过调整药物治疗方案来控制餐后血糖。

3. 肿瘤和糖尿病肾病共病患者如何摄入蛋白质？

（1）推荐蛋白质摄入量为 $0.8 \sim 1.0g/ (kg \cdot d)$。

（2）血液透析患者蛋白质摄入量为 $1.2g/ (kg \cdot d)$，腹膜透析患者蛋白质摄入量为 $1.2 \sim 1.3g/ (kg \cdot d)$。

4. 肿瘤患者出现消化道症状时该怎么进食？

食欲缺乏：宜用开胃的食物，如山楂、谷芽、麦芽、白萝卜、山药、扁豆。

急性消化道症状：宜用清淡流质、肉汁、米汤、水果。

食管炎：宜用流质饮食、稀饭、软饭、肉汤、水果汁、碳酸氢钠液、牛奶、豆浆、银耳冰糖羹、白萝卜煎浓汤加蜂蜜、乌梅加冰糖、莱菔子汤、绿豆汤、冲藕粉、椰子汁、西瓜汁。

呕吐：宜用清淡流质饮食、牛奶、生姜粥、冲藕粉、新藕加荸荠绞汁、牛奶加蜂蜜、乌梅加冰糖、莱菔子汁、绿豆汤、葱白饮、韭菜汁。

腹胀：宜用萝卜汁、山药粥加饴糖少许、白萝卜加粳米稀粥、果酱、砂仁粥。

腹泻：宜用低脂清淡食物、生姜汁粳米粥、苹果酱、扁豆粥、苋菜汤、莲子加绿茶汤等。

如上述情况，血糖明显升高，可以使用胰岛素控制血糖。

5. 骨髓抑制时，饮食应该注意什么?

食用高蛋白质和养血补血的食物：猪肉、牛肉、鸡肉、鱼肉、动物肝、谷类、黑木耳、黑米、黑芝麻、大枣、花生等；避免喝浓茶。

6. 胃癌患者如何控制饮食?

胃癌患者应多吃水果、非淀粉类蔬菜、全谷物食品等高质量碳水化合物，少吃馒头、面条、蛋糕等精制碳水化合物和糖类等低质量碳水化合物。

非淀粉类蔬菜例如：绿叶菜、辣椒、花菜、茄子、豆芽、洋葱、萝卜、西红柿等；而玉米、土豆、红薯、豌豆等属于淀粉类蔬菜。

常见的全谷物食物包括：全麦饼干、全麦面包、燕麦片、玉米花、糙米和粗磨的谷类食物等。

7. 胃癌术后如何警惕"低血糖"?

胃癌术后不仅要防止血糖升高，还得警惕"低血糖"现象的发生。

手术后的胃癌患者可能在吃完饭后几个小时内出现心慌、眩晕、出汗等低血糖一样的症状，这是一种常见的胃癌术后并发症——倾倒综合征。

倾倒综合征又分为早期倾倒综合征和晚期倾倒综合征。

早期倾倒综合征是指进食后，特别是进甜食后 5 ~ 30min，出现腹上区胀满、恶心、肠鸣音增加和腹泻，患者觉心慌、乏力、出汗、眩晕等，平卧几分钟后可缓解。

晚期倾倒综合征又称低血糖综合征，一般发生在进食后 2 ~ 3h，表现为心慌、无力、眩晕、出汗、手颤、嗜睡等症状。

8. 胃癌术后患者应如何避免倾倒综合征？

（1）少食多餐、循序渐进、细嚼慢咽。

（2）避免过甜、过浓的流质饮食；限制或避免高糖食品，如果汁、蜂蜜、果酱、糖果等。

（3）以低碳水化合物、高蛋白质饮食为主，蛋白质含量高的食物包括肉、鱼、蛋等。

（4）正餐与喝汤时间间隔 30min。

第三章 运动篇

第一节 肿瘤和糖尿病共病患者的运动指导

1. 运动对肿瘤和糖尿病共病患者有哪些好处?

运动对肿瘤和糖尿病共病患者非常有益:能增强骨骼肌运动力量,增强人体免疫功能,保持骨骼的运动功能,改善胰岛素抵抗,促进能量代谢,更加有利于控制血糖,见图3-1。

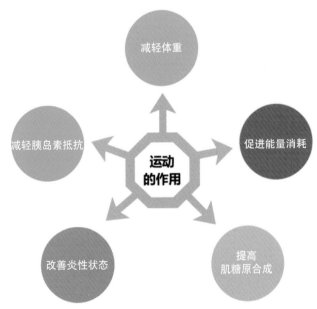

图 3-1 运动的作用

2. 肿瘤和糖尿病共病患者适合做哪些运动？

肿瘤和糖尿病共病患者最适宜的运动是有氧运动，强度小、节奏慢，运动后心搏、呼吸略有增加。在选择项目时，应遵循"因人而异，循序渐进"的原则，一般主张选择适量的、有节奏的全身性运动，使全身各处都能得到锻炼。推荐项目有太极拳、慢跑、快走、骑自行车、打羽毛球或乒乓球、游泳等。

患者采取什么样的运动方式，还应该咨询主管医生，避免运动伤害。

3. 肿瘤和糖尿病共病患者应避免哪些运动？

总体来讲，在肿瘤治疗期间和血糖不稳定期间，不宜参加激烈的比赛及剧烈的运动，如长时间打篮球、100m 短跑等。

患者往往伴随着其他躯体症状和疾病，如头晕、视物模糊、骨转移、静脉血栓栓塞症等，在选择运动方式和项目时应详细咨询医护人员。

4. 肿瘤和糖尿病共病患者每周应进行多少次运动？

需根据肿瘤患者自身情况，结合运动喜好、生活环境等因素，建议每周运动频率应达到 3 ～ 5 次，且至少隔天 1 次，尽量避免连续 2d 或以上不运动。

5. 肿瘤和糖尿病共病患者运动的最佳时间

患者在状态较好的时候，随时都可以运动，特别是餐后 45 ～ 60min 运动有利于血糖控制。

6. 肿瘤和糖尿病共病患者每次运动多长时间？

每次进行 20 ～ 60min 的适量运动，有助于餐后血糖的控制。这个运动时间不包括运动前的准备活动及拉伸放松所需的时间。

一次运动锻炼的基本组成包括准备活动（也叫热身）、运动内容、整理放松和拉伸运动四个部分，见表 3-1。

表 3-1 运动锻炼组成

组成	内容
准备活动	低到中等强度的活动：5 ～ 10min
运动内容	中等强度的运动：20 ～ 60min
整理活动	低到中等强度的活动：5 ～ 10min
拉伸运动	拉伸活动：5 ～ 10min

7. 怎样评估患者运动量是否合适？

提倡肿瘤和糖尿病共病患者进行中等强度的运动，可用自身感觉来简单判断运动强度：与不运动状态相比，呼吸、心率微微加快，有微微气喘的感觉，但能讲话而不能唱歌，说明基本达到中等强度；若呼吸、心搏明显加快，上气不接下气，不能连贯性讲话，表明运动强度达到较大强度了。

第二节 肿瘤和糖尿病共病患者 特殊情况下的运动指导

1. 肿瘤和糖尿病共病患者如果发生深静脉血栓，是否可以运动？

当深静脉血栓处于急性期（7d 以内），患侧肢体是不可以运动的，应将患侧肢体抬高、制动，禁止按摩、热敷，防止血栓脱落，造成严重的肺栓塞。

恢复期（慢性期），可以穿弹力袜下床活动。进行户外活动时，运动量要适宜，不要做大量的剧烈活动。平日里可进行踝关节的背屈锻炼，促进血液循环；晚间睡觉的时候要把腿抬高，促进下肢血液回流，避免发生新的血栓。

2. 肿瘤和糖尿病共病患者出现骨转移，是否可以运动？

有骨转移的患者应该在医生的建议下适当活动。总的来说，不建议进行中等强度及以上的运动，可进行低强度的运动，如步行、爬楼梯。在运动过程中，注意防跌倒，量力而行。

3. 肿瘤和糖尿病共病患者出现哪些情况就不适合运动了？

（1）粒细胞缺乏的患者，在粒细胞计数未恢复到正常水平之前，应避免到公共场所运动。

（2）对于正在接受抗肿瘤治疗的患者不宜参加过于剧烈的运动，以免过度疲劳而降低自身的免疫功能。

（3）身体各种不适，不知道原因的患者。

（4）如遇到急性并发症（如感染、急性深静脉血栓、肝功能明显异常、心动过速、血压升高、咯血、便血等），应立即停止运动，以免意外发生。

（5）有严重的心脏、肾等并发症，也不适宜运动。

4. 肿瘤和糖尿病共病患者住院期间如何运动？

住院期间的运动应该咨询主管医生和护士，根据治疗情况、身体状态而定。

（1）能下床活动的患者：可选择太极拳、八段锦、散步等运动。

（2）卧床的患者：上肢做举放、伸展锻炼，下肢做蹬自行车动作。

（3）每次运动时间不宜过长，感觉累就应该停止运动，并密切观察。

5. 卧床患者应如何运动？

（1）长期卧床的患者如何运动？

患者长期卧床，不能主动运动，家属可帮助患者适当运动。

①肩关节屈曲：患者仰卧位，家属一手扶住患侧肘关节，使患侧肘关节处于伸展位，另一只手扶住患侧腕关节，使患侧腕关节处于中间位，患侧手指伸展位。将患者患侧肩关节上举至正常的180°（图3-2）。

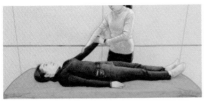
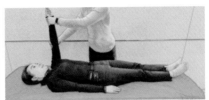
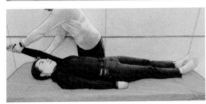

图 3-2　肩关节屈曲

②肩关节外展：被动外展患侧关节至 90°，然后还原到开始的位置（图 3-3）。

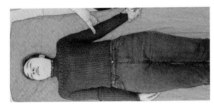
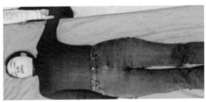

图 3-3　肩关节被动外展 90°

③肘关节屈伸：患者患侧上肢自然位，家属一手扶住患侧肘关节，另一手握住患侧腕关节，被动屈曲患肘关节至最大屈曲位，然后还原（图 3-4）。

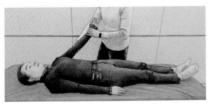
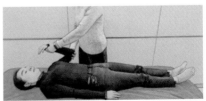

图 3-4　肘关节屈伸

④拇指、掌指关节屈伸：患者患侧肘关节屈曲 90°，家属一手固定于患腕关节，另一手扶握于患侧手指，进行充分的被动掌指关节屈伸训练，同时还应进行近端、远端指间关节的屈伸运动（图 3-5）。

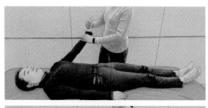
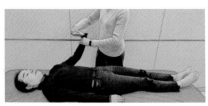
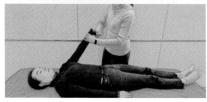

图 3-5　拇指、掌指关节屈伸

⑤髋、膝关节屈伸：患者仰卧位，家属站立于患者患侧，一手托住患侧膝关节后侧，另一手托住患者足跟，使患侧髋、膝关节均屈曲至最大位置。然后在患髋关节屈曲的情况下，伸展患膝关节，最后伸展髋关节，还原（图 3-6）。

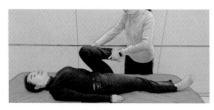
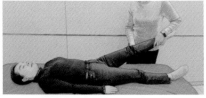

图 3-6　髋、膝关节屈伸

⑥髋关节内收、外展、内外旋：患者仰卧位，家属站于患者患侧，一手托住患侧膝关节后侧，另一手托住患者踝关节，双手用力使患侧下肢向外外展至最大位，然后内收还原（图 3-7）。

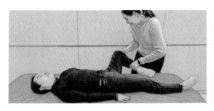
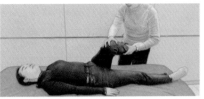

图 3-7 髋关节内收、外展、内外旋

⑦踝关节的跖屈、背伸：患者仰卧位，家属站于患者患侧，一手握住足背部，另一手托住足跟，握住足背部的手用力推压，完成踝关节跖屈运动。然后一手握住踝关节上方，另一手托住足跟牵拉足跟部，同时利用前臂屈侧推压足底，完成踝关节屈曲运动（图 3-8）。

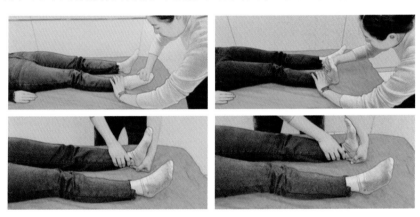

图 3-8 踝关节的跖屈、背伸

⑧足趾的屈、伸：患者仰卧位，家属站在患侧，一手握住患侧足底部，另一手握住患侧趾部，完成足掌趾的屈、伸运动及各趾关节屈伸（图3-9）。

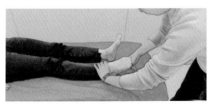
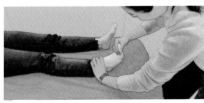

图 3-9 趾的屈、伸

被动运动宜每天进行 1 ～ 2 次，每次每个动作做 10 ～ 20 次。

（2）患者被动运动的注意事项

①家属帮助患者运动时，应告知患者，肢体肌肉应放松，利用外力固定关节的近端和活动关节的远端，根据病情需要尽量做关节各方向的全幅度运动，但要避免动作粗暴。

②从健侧到患侧，从大关节到小关节，逐一进行上、下肢被动运动。

③适用于各种原因引起的肢体运动功能障碍，能起到放松痉挛肌肉，牵引挛缩的肌腱、关节囊和韧带，恢复和保持关节活动幅度的作用。

6. 上下肢水肿患者应如何运动？

（1）哪些运动可以帮助患者减轻上肢水肿？

在排除上肢深静脉血栓的前提下进行如下运动。

①握拳运动：手臂外展，双足与肩齐平，五指展开，用力握紧，5个一组，重复 5 次，中间间隔 1min，每天 5 ～ 6 组（图 3-10）。

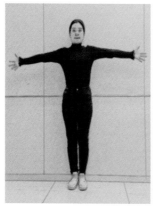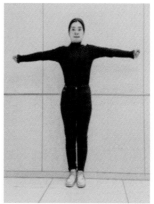

图 3-10　握拳运动

②肩部运动：增加肌肉活动以促进淋巴液向颈静脉的回流。左右手握拳用力规律交替上举，当手臂与耳廓平行时，缓慢放下，10 个为一组，重复 3 次，每组间隔 2min，每天 2 ～ 3 组（图 3-11）。

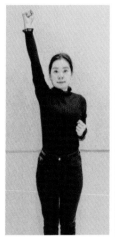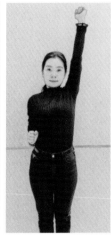

图 3-11 肩部运动

③消肿锻炼：患侧上肢和对侧下肢同时屈曲或伸展活动。上肢和对侧下肢同时进行屈曲或伸展活动，5 个为一组，重复 2 次，每组间隔 2min，每天 2 ～ 3 组（图 3-12）。

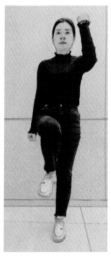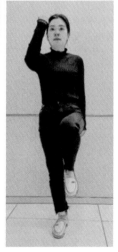

图 3-12 消肿锻炼

（2）哪些运动可以帮助患者减轻下肢水肿？

患者下肢水肿原因较多，在排除下肢深静脉血栓的前提下，适当运动对减轻下肢水肿有利。

①踝泵运动：踝泵运动由三部分组成，分别是踝关节的跖屈、背伸及踝关节环绕运动，跖屈时足尖放松向下使足背远离小腿前侧；背屈时使足尖向上使足背接近小腿前侧；踝关节环绕运动时以足踝为圆心，足背为半径，足尖做最大范围的环绕动作。跖屈和背伸分别可促进小腿胫骨前肌和小腿三头肌的收缩，肌肉收缩时血液和淋巴液受挤压回流，踝关节环绕运动时肌肉放松，新鲜血液补充，通过这样简单踝部及足部运动，可以有效加速下肢的血液循环，减少血液在下肢淤积，改善慢性下肢静脉性水肿的不良症状，促进机体功能的恢复。

每个动作保持5s。以踝关节为中心，做360°环绕，尽量保持动作幅度最大，每组重复5～10次，每天2～3组（图3-13）。

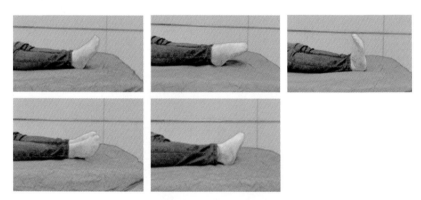

图3-13　踝泵运动

②直腿抬高运动：平躺于床上做直腿抬高，不要求抬起的高度，但要有5s左右的滞空时间，重复5～10次。一组5～10次，每天2～3组（图3-14）。

③功能锻炼图谱：其中图谱包括足跟滑动；伸膝；侧卧位外展；空中踩自行车等（图3-15～图3-23）。

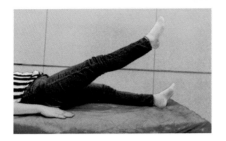

图 3-14　直腿抬高运动

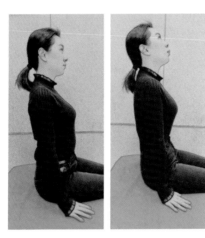

图 3-15　腹式呼吸（吸气时腹部隆起呼气时腹部向内回缩）

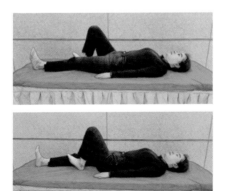

图 3-16　足跟滑动

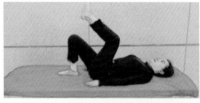
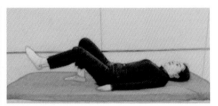
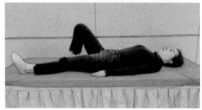

图 3-17　伸膝

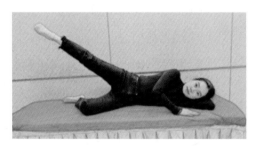

图 3-18　侧卧外展

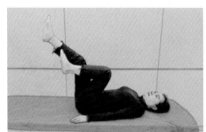
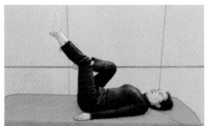

图 3-19　空中蹬自行车

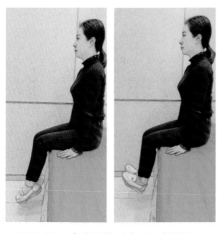 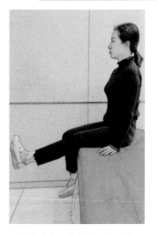

图 3-20　坐位训练（勾足、绷足）　　　图 3-21　坐位直腿抬高

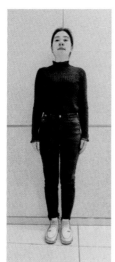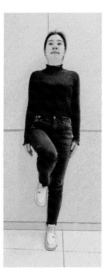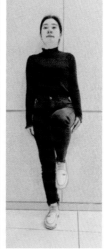

图 3-22　站位训练

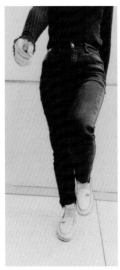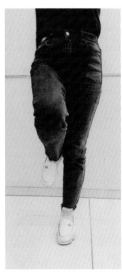

图 3-23　原地踏步

（3）上下肢水肿患者运动的注意事项

①如果水肿原因是由淋巴液回流受阻造成，那么在进行功能锻炼时必须穿戴压力手套／袜或使用压力绷带。如果不采用任何防护措施，锻炼后患肢的水肿可能加重。

②医用压力带（弹力袜），根据穿者的腿部症状选择合适的压力袜压力：压力袜分为以下几级压力（不同品牌区分有所不同，仅供参考）。

● 一级低压预防保健型（15～20mmHg）：适用于静脉曲张、血栓高发人群的保健预防。

● 二级中压初期治疗型（20～30mmHg）：适用于静脉曲张初期患者。

● 二级高压中度治疗型（30～35mmHg）：适用于下肢已经有明显的静脉曲张（站立时静脉血管凸出皮肤表面），并伴有腿部不适感的患者（如下肢酸乏肿胀、湿疹瘙痒、抽筋发麻、色素沉着等）、静脉炎、妊娠期间严重静脉曲张、静脉曲张手术后（大、小隐静脉剥脱术）患者、深静脉血栓形成后综合征患者。

● 三级高压重度治疗型（35～40mmHg）：适用于下肢高度肿胀、

溃疡、皮肤变黑变硬、高度淋巴水肿、整形抽脂术后恢复期等患者。

● 根据病变部位选择压力袜的长度：中筒袜（膝下）、长筒袜（及大腿）、连裤袜（及腰部）。如果穿者只是膝盖以下的部位患有静脉曲张，穿中筒压力袜即可；如果穿者膝盖以上的部位也有症状、需要穿长筒的或者连裤型压力袜。

● 确定合适的号型：压力袜分为小号 S、中号 M、大号 L。量出穿者腿部的三个主要尺寸（cm）：足踝（脚脖子最细处）周长、小腿肚最大周长及大腿最大周长，以确定合适的号码。

● 锻炼不应过度，都应当循序渐进，适度进行。

● 如出现任何不适，请暂停锻炼，让身体得到充分的休息；如不适症状长时间得不到缓解，则应及时寻求医护人员的帮助。

7. 怎样运动可以帮助患者减轻腹胀、便秘、肠梗阻？

如果肿瘤和糖尿病共病患者因肠蠕动差而出现腹胀和便秘的情况，可以进行如下运动方式。

（1）卧床患者可做抬臀运动。患者双肘支撑床面，屈膝屈髋足蹬床面，利用 3 个支点同时用力，挺腰抬臀，以下肢、臀及腰部肌肉绷紧臀部离开床面为准，坚持 5 ～ 10s 后放下，同时随着抬臀—持续—还原的运动节律进行吸气—屏气—呼气的呼吸功能锻炼，重复 10 ～ 20 次，每隔 1 ～ 2h 做 1 次，或视病情酌情进行，以后逐日增加次数，以患者不感疲劳为宜（图 3-25）。

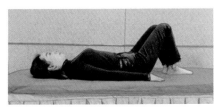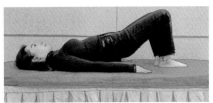

图 3-25　抬臀运动

（2）自主活动的患者，评估自己身体情况，在自己身体能够承受的状态下，可以选择以下适合自己的运动方式。

①每天散步可以促进肠道蠕动，帮助排便。尤其是在餐后散步，有助于刺激肠道活动。有氧运动，如慢跑、跳舞等，可以提高心率和呼吸频率，促进肠道蠕动。

②骑自行车：骑自行车是一种优秀的有氧锻炼，也有助于改善便秘问题。

③瑜伽：某些瑜伽姿势和呼吸练习可以刺激肠道活动，帮助缓解便秘，如排气式、蝴蝶姿势、双腿背部伸展式、脊椎扭转、瑜伽、深蹲等。

④体操：体操动作，如仰卧起坐和腹部练习，可以强化腹部肌肉，有助于更好地控制肠道功能。

（3）腹部环形按摩。患者排空膀胱，护士单手或双手交叠（除拇指外四指合力）沿升结肠—横结肠—降结肠—乙状结肠走行做环形按摩 5 ～ 10min，按摩力度视患者腹壁脂肪厚度及患者耐受性而定。

在医生的指导下，不全性肠梗阻的患者也可以尝试以上运动方式。

8. 怎样运动能帮助患者锻炼肺功能？

取舒适卧位，适当抬高床头；去除过厚盖被及紧身衣服，增加舒适感。

（1）在病情允许情况下，进行腹式呼吸（膈肌呼吸训练）。腹式呼吸法是吸气时让腹部凸起，吐气时腹部回缩的呼吸法。

根据病情选择立位、坐位或平卧位。刚开始学习腹式呼吸时，以半卧位最适合。两膝半屈（或在膝下垫一个小枕头）使腹肌放松，两手分别放在前胸和上腹部，用鼻子缓慢吸气时，膈肌松弛，腹部的手有向上抬起的感觉，而胸部的手原位不动；呼气时经口呼出，腹肌收缩、膈肌松弛，腹部的手有下降感（图3-26、图3-27）。每天训练3 ～ 4次，每次重复8 ～ 10次，逐渐养成平稳而缓慢的腹式呼吸习惯。需要注意的是，呼吸要深长而缓慢。

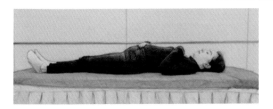

图 3-26　吸气时腹部隆起

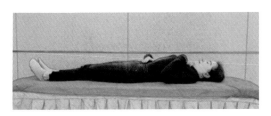

图 3-27　呼气时腹部回缩

（2）缩唇呼气法。就是以鼻吸气、缩唇呼气，即在呼气时，收腹、胸部前倾，口唇缩成吹口哨状，使气体通过缩窄的口型缓缓呼出，同时收缩腹部。吸气与呼气时间比为 1：2 或 1：3。要尽量做到深吸慢呼，缩唇程度以不感到费力为适度（图 3-28）。每分钟 7 ～ 8 次，每天锻炼 2 次，每次 20min。

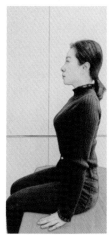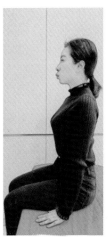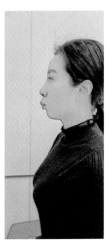

图 3-28　缩唇呼气法

9. 哪些运动能延缓患者肌肉萎缩？

（1）可适当进行中等强度耐力（有氧）运动，如骑自行车、慢跑、健步走、游泳、太极等。

（2）卧床患者在无运动禁忌的前提下，由家属帮助做一些被动运动。

第三节　运动对血糖的影响

1. 运动是否会影响肿瘤和糖尿病共病患者的用药规律？

不管是抗肿瘤药物还是降糖药物，都应遵照医嘱按时使用药物。不要因运动而影响正常的用药时间。运动有助于血糖控制，但仍需注意监测血糖，及时调整降糖药物使用，避免发生低血糖。

2. 肿瘤和糖尿病共病患者如何避免运动引起的低血糖？

运动有助于控制血糖，但如何避免运动后低血糖应掌握以下几点。

（1）不要在饥饿时运动，更不要在饥饿时独自运动。运动时应随身携带糖尿病救助卡、糖果、点心等，以防发生低血糖。

（2）有任何不适（如心慌、冒虚汗、全身乏力、憋气、下肢疼痛等）都应立即停止运动。必要时就近就医，以免发生意外。

（3）避开降糖药作用的高峰时间（饭后 2 ～ 3h），要求保持每天日常活动量，使运动量相对固定。

除非进食很差，血糖已经不高或偏低的患者，才有可能出现运动后低血糖。患者不应该以运动后可能发生低血糖为由，就懒于运动。

第四章 症状篇

第一节 肿瘤和糖尿病共病患者血糖变化的相关症状

1. 患者居家时，哪些情况可能影响血糖？

出现感冒、发热、腹泻、便秘、进食种类变化、进食量增加、食欲减退、情绪不稳定、运动量明显变化（明显增加或降低）、酒精摄入、体重变化等等，均会影响血糖变化，需增加血糖监测频率，应该咨询医生，共同管理好血糖。

2. 居家患者出现哪些症状提示血糖控制不佳？

（1）出现口干、多饮、多尿、疲乏无力、消瘦等症状时，常常提示血糖升高。

（2）如患者出现食欲减退、恶心、呕吐、头痛、烦躁、意识障碍等症状，可能出现糖尿病的急性并发症，如酮症酸中毒或高渗性昏迷。

（3）当患者出现肌肉颤抖、心悸、出汗、软弱无力、面色苍白、心率加快、四肢冰冷、精神不集中、思维和语言迟钝、头晕、视物不清、步态不稳等症状时，常提示血糖降低，需立即检测血糖，必要时立即前往就近医院或拨打急救电话。

3. 居家患者出现哪些症状需要尽快就医？

（1）若出现心慌、出汗、面色苍白、软弱无力等症状，可能是因为低血糖，如有条件可立即检测血糖，并自行口服含糖食物。如症状无明显缓解或发生意识障碍、神志不清、昏迷、抽搐等，应尽快就医。

（2）若发生难以控制的高血糖，出现原因不明的恶心呕吐、头痛、嗜睡、烦躁、腹痛、尿量减少、神志改变、昏迷的患者；尤其是呼吸有酮味（烂苹果味）、血压低而尿量多者，且血糖 ≥ 16.7mmol/L 应尽快就医。

第二节 低 血 糖

1. 什么是低血糖？

成年人的血糖水平降低至 2.8mmol/L（50mg/dl），糖尿病患者血糖降低至 4.1mmol/L（73.8mg/dl）就被认为是低血糖。低血糖是糖尿病患者降糖治疗过程中最常见的不良反应。

2. 患者发生低血糖时有哪些症状？

发生低血糖时的症状有：交感神经兴奋，如心悸、焦虑、出汗、面色苍白、四肢颤抖、饥饿感、恶心、呕吐、烦躁、头昏、眼花、意识模糊、认知障碍、语言困难、注意力不集中、困倦，重者甚至抽搐和昏迷。如有上述症状，需要立即测血糖来明确是否为低血糖。

3. 低血糖有哪些危害？

（1）血糖自我调节机制受损：血糖降低可通过激发机体产生一系列神经-体液反应，维持血糖的稳态。随着病程延长或胰岛功能障碍的恶化，糖尿病患者的血糖自我调节机制会出现不同程度的受损。低血糖的反复发作还可导致不同程度自主神经功能衰竭，妨碍机体对低血糖症的自我调节能力。

（2）损害人体重要器官：低血糖对大脑、心脏等人体重要器官会产生一定的影响，造成不同程度的损害。大脑的能量供应主要依赖葡萄糖，当低血糖发生时，脑内神经细胞会因缺乏能量而造成不可逆的损伤和死亡。同时，低血糖作为一个刺激源，会刺激机体产生大量儿茶酚胺、肾上腺素等血管活性物质，该类物质有促心律失常的作用，且一般多导致快速型心律失常。

（3）降低生活质量：低血糖会导致糖尿病患者生活质量降低。有研究显示，低血糖发作后，患者的生活质量评分显著降低。

（4）不利于糖尿病的管理：低血糖发作后患者产生了对低血糖的恐惧感，也产生了对降糖药治疗的担心，导致患者对药物治疗的依从性降低，血糖控制达标率降低。

（5）增加医疗花费：一项关于北京、天津两地 509 例 2 型糖尿病患者的调查显示，轻度低血糖事件不影响患者的医疗费用，但重度低血糖事件在不需要和需要紧急医疗救治的 2 个亚组中分别增加平均总体费用 1513 元 / 次，5561 元 / 次。

4. 哪些因素可以导致低血糖发生?

（1）药物因素：降糖药物的不合理使用，随意增加降糖药物的使用剂量，是导致低血糖的主要原因。其他药物，如依那普利、喹诺酮类的药物，也有增加低血糖的风险。

（2）饮食因素：进食量少或未及时进食，无法满足机体正常的营养需求，导致低血糖发生。

（3）运动因素：过度运动或者空腹运动增加体内血糖消耗，导致低血糖发生。

（4）其他因素：饮酒、感染、发热、年龄大、病程长、空腹血糖（FPG）偏低、体重指数（BMI）偏低以及糖化血红蛋白（HbA1c）偏低的糖尿病患者更易发生低血糖。

5. 当患者凌晨两三点出冷汗、心慌，该怎么办?

如患者凌晨两三点有出冷汗、心慌的症状，很可能是发生了低血糖。

（1）如家中自备有血糖仪，立即测指尖血糖，如血糖在 3 ～ 4.1mmol/L，可口服糖水或果汁，还可食用含糖量较高食物，如水果糖或饼干等，半小时后应该复查血糖；如血糖低于 3mmol/L，可食用含糖量较高食物同时立即送就近医院。

（2）如家里没有条件自己测血糖，可先口服糖水、果汁、饼干等食物，并立即就诊于就近医院。

6. 怎样预防低血糖？

严重的低血糖可造成患者不可逆的机体损害，影响生活质量甚至危及生命。因此，应充分重视低血糖，特别是存在低血糖高危因素的糖尿病患者，应提前做好预防并制订个体化血糖控制目标，避免低血糖的发生。

（1）遵医嘱用药，随时预防：定时定量服用降糖药物，生活规律，戒烟酒。外出时随身携带饼干、糖果，以备不时之需，饮食应少食多餐，以低糖、高蛋白食物为宜。

（2）加强自我血糖管理：定期的血糖自我管理有利于低血糖的早发现、早诊断、早治疗，从而避免低血糖给患者带来严重的后果。另外，自我血糖监测还可作为调整用药的重要依据，以提高医生和患者对血糖控制计划管理的有效性和安全性。

（3）合理调整治疗方案：2017年ADA指南指出对于出现≥1次无症状低血糖或严重低血糖发作的糖尿病患者，应重新评估和适当调整其治疗方案。

第三节 其他症状

1. 肿瘤和糖尿病共病患者发生意识障碍可能的原因有哪些？

（1）低血糖：低血糖常发生在夜间睡觉时，常发生在进食量较少但降糖药物没有进行调整的患者；如果发生在白天，患者在意识障碍之前多有心悸、出汗、四肢颤抖、饥饿感等不适。

（2）糖尿病酮症酸中毒或乳酸酸中毒：这是因为血糖异常升高导致的急性并发症，常合并有其他疾病，如严重感染、肝肾功能不全、低氧血症等。

（3）脑血管意外：这是糖尿病患者的常见并发症或合并症。

（4）肿瘤脑转移：这也是肿瘤和糖尿病共病患者在治疗过程中发生意识障碍的常见原因。

（5）电解质异常：最常见导致意识障碍（或称为神志障碍）的是低钠血症等。

2. 肿瘤和糖尿病共病患者短时间内消瘦明显，该怎么办？

（1）首先应及时查明消瘦原因。

导致消瘦的常见原因是：血糖控制不佳、甲状腺功能亢进（甲亢）、营养不良、肿瘤进展等。

（2）如考虑为营养不良的因素，需要进行营养不良筛查及营养评估，应及时在医生的指导下加强营养，调整饮食结构，少食多餐，适当补充肠内营养或肠外营养。

（3）如血糖控制差，需在密切血糖监测下，积极调整降糖方案。

3. 居家患者出现恶心、呕吐、腹泻、纳差，还继续使用降糖药吗？

视情况而定。需查看患者使用的降糖药物类别，如为双胍类（如二甲双胍、二甲双胍缓释片）、噻唑烷二酮（如吡格列酮、罗格列酮等）、糖苷酶抑制剂（阿卡波糖、伏格列波糖等）、胰高血糖素样肽-1（GLP-1）受体激动剂类（利拉鲁肽、度拉糖肽）等降糖药物，药物本身就容易引起腹泻、纳差、腹部不适等消化道症状，可暂酌情停用或减量；如为胰岛素，则需要根据进食量减少调整胰岛素用量，避免出现低血糖。

第五章 药 物 篇

第一节 降糖药物的分类

1. 降糖药物分类有哪些？

目前降糖药有以下几大类。

（1）双胍类，主要是二甲双胍。

（2）促进胰岛素分泌剂，包括磺酰脲类和格列奈类，前者有格列齐特和格列美脲等，后者有瑞格列奈和那格列奈。

（3）胰岛素增敏剂，主要是吡格列酮。

（4）α-葡萄糖苷酶抑制剂，包括伏格列波糖、阿卡波糖和米格列醇等。

（5）二肽基肽酶-4（DPP-4）抑制剂，有西格列汀、沙格列汀、阿格列汀、维格列汀和利格列汀等。

（6）GLP-1 受体激动剂，如利拉鲁肽、艾塞那肽等。

（7）SGLT-2 抑制剂，如达格列净、恩格列净等。

（8）胰岛素。

2. 不同种类的降糖药在肿瘤患者治疗中有哪些优缺点？

具体见表 5-1。

表 5-1 抗糖尿病药物在肿瘤患者治疗应用中的主要优缺点

药物类别	代表药物	优点	缺点	禁忌证
双胍类	二甲双胍	低成本、减轻体重	恶心、厌食等胃肠道症状	肾、肝衰竭，呼吸衰竭，败血症

续表

药物类别	代表药物	优点	缺点	禁忌证
磺酰脲类	格列齐特	成本低、药效强	低血糖、体重增加	肾、肝衰竭
非磺酰脲类胰岛素促泌剂	那格列奈瑞格列奈	主要控制餐后血糖	低血糖、药效弱	肾、肝衰竭
噻唑烷二酮类	吡格列酮罗格列酮	低成本，有效改善动脉粥样硬化	贫血、水肿、骨折、起效慢、药效弱	心脏、肝衰竭
DPP-4 抑制剂	阿格列汀利格列汀	耐受性好	上呼吸道感染、胰腺炎、药效弱	严重肝衰竭
GLP-1 受体激动剂	阿必鲁肽利拉鲁肽	使用方便、减轻体重、心血管受益	恶心、厌食、呕吐、腹痛、注射要求高、价格高	严重的胃肠疾病、严重的肾衰竭、胰腺炎史
α-葡萄糖苷酶抑制剂	阿卡波糖米格列醇	控制餐后血糖	腹痛、胀气、腹泻、药效弱	部分性肠梗阻
SGLT-2 抑制剂	卡格列净恩格列净	使用方便、减轻体重、心血管受益	血容量不足、脱水、酮症酸中毒、生殖器真菌感染、价格高	血容量不足、肾衰竭
胰岛素类似物	诺和灵	灵活、方便	低血糖、需注射培训	无

第二节 降糖药物使用的注意事项

1. 口服降糖药物在餐前服用还是餐后服用？

不同种类的降糖药，有不同的服用时间建议。

（1）餐前 30min 服用：二甲双胍肠溶片／胶囊、格列吡嗪、格列喹酮。

（2）餐前即刻服用：瑞格列奈、那格列奈、米格列奈、格列美脲、格列吡嗪控释片、格列齐特缓释片。

（3）餐时服用：阿卡波糖、伏格列波糖、米格列醇、二甲双胍片、二甲双胍缓释片。

（4）餐后服用：二甲双胍片、二甲双胍缓释片。

（5）不受进餐时间影响：恩格列净、达格列净、卡格列净、西格列汀、沙格列汀、维格列汀、利格列汀、阿格列汀、吡格列酮、罗格列酮。

如果还不清楚，简单的方法就是参考药物使用说明书。

2. 如果漏服了口服降糖药，该怎么办？

漏服降糖药物，不同的降糖药物，采取不同的补救方案。

（1）双胍类（二甲双胍、二甲双胍缓释片等）：见图 5-1。

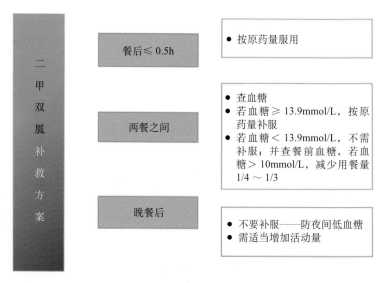

图 5-1　双胍类降糖药补救方案

（2）α-葡萄糖苷酶抑制剂（如阿卡波糖、伏格列波糖等）：见图 5-2。

（3）磺酰脲类（如格列齐特、格列吡嗪、格列喹酮、格列美脲、格列齐特缓释片、格列吡嗪缓释片等）

①分为短效类：如格列齐特、格列吡嗪、格列喹酮等，见图 5-3。

②长效类：如格列美脲、格列齐特缓释片、格列吡嗪缓释片等，见图 5-4。

α- 葡萄糖苷酶抑制剂补救方案

| 餐中至餐后 0.5h | ● 按原药量服用，并适当增加活动量 |

| 餐后 > 0.5h | ● 查血糖
● 若血糖 ≥ 13.9mmol/L，应服用其他短效的降糖药
● 若血糖 < 13.9mmol/L，不需服用，增加运动量——超过 0.5h，本类药物已不能发挥降糖作用 |

图 5-2　α- 葡萄糖苷酶抑制剂补救方案

磺酰脲类（短效）补救方案

| 餐后 < 0.5h | ● 按原药量服用，并将进餐时间退后 0.5h |

| 两餐之间 | ● 查血糖
● 若血糖 ≥ 13.9mmol/L，按原药量一半补服
● 若血糖 < 13.9mmol/L，不需补服；并查餐前血糖，若血糖 > 10mmol/L，减少用餐量 1/4 ～ 1/3 |

| 晚餐后 | ● 不要补服——防夜间低血糖
● 适当增加活动量 |

图 5-3　短效磺酰脲类降糖药补救方案

磺酰脲类（长效）补救方案	早餐后＜0.5h	● 按原药量服用，并将进餐时间推后0.5h
	午餐前	● 按原药量服用，并在服药后0.5h进食
	午餐后＜2h	● 按原药量一半服用，并在服药后0.5h适当进食
	晚餐前	● 不要补服，并查餐前血糖，若＞10mmol/L，晚餐减量
	晚餐后	● 不要补服——防夜间低血糖 ● 适当增加活动量

特别提醒：缓释片和胶囊不要掰开服！

图5-4　长效磺酰脲类降糖药补救方案

（4）胰岛素促泌剂：如瑞格列奈、那格列奈等，见图5-5。

餐时血糖调节剂补救方案	餐中至餐后即刻	● 按原药量服用
	两餐之间	● 查血糖 ● 若血糖≥13.9mmol/L，按原药量一半补服 ● 若血糖＜13.9mmol/L，不需补服；并查餐前血糖，若血糖＞10mmol/L，减少用餐量1/4～1/3
	晚餐后	● 不要补服——防夜间低血糖 ● 适当增加活动量

图5-5　胰岛素促泌剂补救方案

（5）胰岛素增敏剂：如西格列汀、维格列汀、沙格列汀、阿格列汀、利格列汀等，在发现漏服药物的当日，随时可按原药量补服。

（6）SGLT-2 抑制剂：如达格列净、恩格列净、卡格列净等。

早餐或中餐或晚餐前发现漏服，随时按原药量补服；晚餐后不建议补服，可通过增加运动量来控制血糖。

（7）GLP-1 受体激动剂：如利拉鲁肽、度拉糖肽等。

发现漏打的当日，随时按原药量皮下注射，但建议应于每日或每周的同一时间注射。

3. 口服降糖药可以管喂吗？

管喂是经鼻饲胃管和鼻饲空肠营养管、胃造瘘管、空肠造瘘管进食进饮，口服降糖药物可以管喂，但应区分品种及品规。

（1）短效剂型的降糖药物可以管喂。

如二甲双胍、阿卡波糖、伏格列波糖、格列齐特、格列吡嗪、格列喹酮、瑞格列奈、那格列奈等，并无须调整用药剂量。

（2）中长效的降糖药物需要谨慎。

如格列美脲、格列齐特缓释片、格列吡嗪缓释片、二甲双胍缓释片等，因碾碎后缓释片结构遭到破坏，变成无缓释作用的普通片，起不到长时间控制血糖的作用，这类药物若需管喂，需在医生的指导下调整用药量或频次。

（3）每日 1 次的降糖药物可以管喂。

如西格列汀、维格列汀、沙格列汀、阿格列汀、利格列汀、达格列净、恩格列净、卡格列净等。以上药物管喂时，无须调整用药剂量。

4. 管喂口服降糖药的注意事项有哪些？

（1）管喂口服降糖药要碾成粉末，一是避免堵管，防止药物残渣残留在管壁上，导致药量不足，对控制血糖有影响。

（2）口服降糖药管喂后一定要保证食物的管喂量，若未及时管喂食物或食物量太少，容易导致低血糖。

（3）注意管喂降糖药的时间（表 5-2），有些降糖药在管喂食物前使用，有些在管喂食物后使用。

表 5-2　口服降糖药物管喂时间

通用名	注意事项
二甲双胍肠溶片	鼻饲前
二甲双胍片	鼻饲前、中、后均可
阿卡波糖	和鼻饲液一起给药
伏格列波糖	和鼻饲液一起给药
格列齐特	鼻饲前
格列吡嗪	鼻饲前 30min 给药
格列喹酮	鼻饲前 30min 给药
瑞格列奈	鼻饲前 5 ～ 20min
那格列奈	鼻饲前 15min 以内
西格列汀	鼻饲前、后均可
维格列汀	鼻饲前、后均可
恩格列净	鼻饲前、后均可
卡格列净	鼻饲第一餐前

5. 使用二甲双胍控制血糖的时机

对于大多数肿瘤和糖尿病共病患者，推荐一开始就联合使用二甲双胍降糖治疗，可以辅助抗肿瘤治疗及增强化疗药物敏感性，改善肿瘤患者的预后；对于少部分合并 2 型糖尿病的恶性肿瘤患者，不推荐也不反对使用二甲双胍，如雌激素受体（ER）阴性或三阴性乳腺癌；对于大部分不合并糖尿病的恶性肿瘤患者，不推荐使用二甲双胍，如肺癌、结直肠癌、前列腺癌等；对于极少部分不合并糖尿病的恶性肿瘤患者，在充分知情同意的情况下，可使用二甲双胍，如早期子宫内膜癌的育龄女性等。

6. 口服二甲双胍后出现恶心、呕吐、腹泻，该怎么办？

口服二甲双胍后，患者如果出现恶心、呕吐、腹泻等消化道症状，首先需要排除有无其他病因导致的消化道症状，如无其他病因导致的恶心、呕吐、腹泻，可先将二甲双胍减量至最低剂量（500mg/d）或换用缓释剂型，待消化道症状消退后可再次将二甲双胍加量，如实在无法耐受消化道症状，可停用二甲双胍。

7. 什么情况下需停用口服降糖药？

　　肿瘤和糖尿病共病患者，当出现以下情况之一时需停用口服降糖药。

　　（1）严重的低血糖。

　　（2）多种口服药物难以控制的高血糖。

　　（3）严重的肾功能不全。

　　（4）可能影响肾功能的急性病症，如脱水、严重感染、休克等。

　　（5）可造成组织缺氧的疾病，如心力衰竭、呼吸衰竭、心肌梗死、各种原因所致休克等。

　　（6）严重感染和外伤、外科大手术、临床有缺氧和低血压情况等。

　　（7）任何急性代谢性酸中毒，包括酮症酸中毒、乳酸酸中毒。

　　（8）急性酒精中毒、酗酒。

8. 一旦使用胰岛素，是否终生需要使用胰岛素？

　　（1）1型糖尿病患者，胰岛功能绝对缺乏，所以需要终身使用胰岛素。

　　（2）2型糖尿病患者，在应激状态下、围手术期时需要短时间内使用胰岛素控制血糖，待血糖控制平稳后，可根据情况换用其他降糖药物。

　　（3）如果患2型糖尿病很多年，并发多种慢性并发症，使用多种口服降糖药物仍无法控制好血糖，或合并肝肾功能不全时，需要终生使用胰岛素。

　　由此可见，是否需要终生使用胰岛素是由病情的需要而定：有些患者需要终身使用胰岛素，而有些患者只需要短时间使用胰岛素，后可以改为口服降糖药，还有部分患者口服降糖药不能控制血糖或有禁忌证，需要改用胰岛素控制血糖。因此，不会因为用了胰岛素而产生胰岛素依赖。

第三节　肿瘤和糖尿病共病患者使用胰岛素的常见问题

1. 餐前血糖在正常范围，是否还需要打餐前胰岛素？

餐前胰岛素主要是控制此餐餐后和下一餐餐前的血糖，所以餐前血糖正常，只能说明上一餐的降糖药物使用恰当，随着此餐进食，血糖会升高，所以即使此餐餐前血糖正常，仍需要使用餐前胰岛素，有效控制餐后高血糖，但可以咨询糖尿病专科医生，可能需要适当降低此餐餐前胰岛素用量。

2. 晚餐后血糖在正常范围，还需要打睡前胰岛素吗？

睡前胰岛素，一般是中效胰岛素或长效胰岛素，其使用目的是用来控制夜间血糖和第 2 天早上空腹血糖，所以即便晚餐后的血糖正常，仍需要使用睡前胰岛素，除非反复发生夜间低血糖。

3. 睡前胰岛素注射后是否需要进食？

打完长效胰岛素以后不需要额外进食。长效胰岛素一般要求每天注射一次，要求在固定的时间段注射，其作用是控制全天高血糖状态，与吃饭没有明显的相关性。但如果总是发生夜间低血糖，需向医生咨询是否进食或减少长效胰岛素剂量。

4. 如果胰岛素漏打该怎么办？

按不同胰岛素种类，漏打后的处理方式不同。

（1）速效胰岛素（赖脯胰岛素、门冬胰岛素等），见图 5-6。

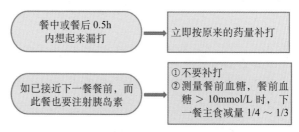

图 5-6　速效胰岛素漏打处理方案

（2）短效胰岛素（优泌林 R、诺和灵 R、普通胰岛素等），见图 5-7。

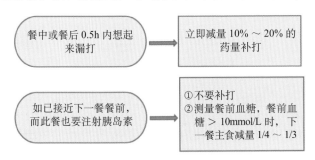

图 5-7 短效胰岛素漏打处理方案

（3）含有速效成分的预混胰岛素（优泌乐 25R、优泌乐 50R、诺和锐 30R、诺和锐 50R 等），见图 5-8。

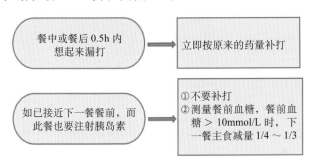

图 5-8 含有速效成分的预混胰岛素漏打处理方案

（4）含有短效成分的预混胰岛素（优泌林 70/30R、诺和灵 30R、诺和灵 50R 等），见图 5-9。

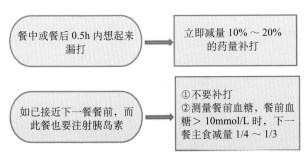

图 5-9 含有短效成分的预混胰岛素漏打处理方案

（5）中效胰岛素、长效胰岛素（优泌林 N、诺和灵 N、甘精胰岛素、地特胰岛素、德古胰岛素等），见图 5-10。

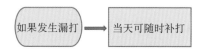

图 5-10　中效、长效胰岛素漏打处理方案

注意：下一次注射时间最好在 24h 后进行。

5. 不同时间点注射不同类型胰岛素的作用是什么？

不同时间点注射不同类型胰岛素的作用，见表 5-3。

表 5-3　胰岛素注射时间

使用时间点	胰岛素种类	作用
三餐前	短效或超短效	控制餐后血糖
睡前	中效或长效	控制基础高血糖（包括夜间和早上空腹等）
早、晚餐前	预混胰岛素	早上空腹、晚餐前血糖
随机	短效或超短效	临时异常高血糖
持续使用	短效	控制某种治疗状态下持续高血糖（如肠外高营养等）

第四节　肿瘤和糖尿病共病患者调整降糖药的注意事项

1. 居家时发现血糖异常变化，可以自行调整降糖药物吗？

（1）如果接受了较好的糖尿病知识教育，同时平时自己调整降糖药物的使用剂量后，可以获得满意的效果，就可以自行调整，尤其是出现低血糖反应时，可以自行减少降糖药物剂量。

（2）血糖异常升高时，不建议患者自行调整降糖药物使用量，因为增加药物使用量，可能导致药物过量或毒性反应增加。

（3）多数情况下还是需要找糖尿病专科医生或医院就诊，出现血糖异常升高或严重低血糖时，可就诊于急诊室紧急处理。

2. 血糖控制欠佳，抗肿瘤治疗会中断吗？

肿瘤和糖尿病共病患者在进行肿瘤治疗期间，可能会因为手术、放疗、化疗、免疫等抗肿瘤治疗导致血糖波动大，控制欠佳，加重病情恶化。此时应及时就诊内分泌科或与主管医生联系，必要时暂停肿瘤方面的治疗，需密切监测血糖，多数情况都需要停口服降糖药，改用胰岛素。待血糖控制稳定后再进行抗肿瘤治疗。

3. 是否可以只用中药控制血糖？

糖尿病患者不可以只用中药控制血糖。一些中药的药效成分尚不够明确，且有些中药降糖药中添加了西药的成分，如格列本脲（优降糖），容易导致低血糖发作，应避免使用。

第五节 肝肾功能受损时的降糖药物选择

1. 长期口服降糖药物，会造成肝肾功能损害吗？

一般情况下，大部分的口服降糖药物不会造成肝肾损害。但阿卡波糖和伏格列波糖等可能造成暂时性的肝功能损伤，并且这种情况发生在大剂量用药时（医生通常不会使用这样的剂量），此时减量或停药，肝功能即可恢复。

但患者有肝、肾基础疾病，或已经存在肝肾功能异常，需要在医生的指导下选用降糖药物。

2. 肝肾功能不全，降糖药的选择原则是什么？

（1）主要在肾代谢的降糖药有：二甲双胍、瑞格列奈、米格列醇、西格列汀、沙格列汀、阿格列汀和维格列汀等，如果肾功能受损，尽量不选前面列举的降糖药。

（2）主要在肝代谢的降糖药有：格列喹酮（磺酰脲类药物）、那格列奈、吡格列酮和利格列汀等，所以肝功能受损，尽量不选前面列举的降糖药。

（3）肝肾双通道代谢的降糖药有：除格列喹酮外的磺酰脲类，如格列齐特、格列美脲等，所以肝肾功能受损，尽量不选格列齐特等降糖药。

（4）绝大部分不经肝肾代谢，直接从肠道排出的有：阿卡波糖和伏格列波糖等，所以肝肾功能受损，选用阿卡波糖和伏格列波糖等降糖药是安全的。

总之，有肝功能受损者，可选择经肾代谢的降糖药；有肾功能受损患者，可选择经肝代谢的降糖药；如果肝肾功能都有损害患者：胰岛素是适宜之选。

但这也不是绝对。轻中度肝肾功能受损患者，不一定非要回避经肝经肾代谢的降糖药，只需减量使用即可，同时在医生指导下监测肝、肾功能，以便及时调整治疗方案；肝肾功能严重受损的患者，须停所有口服降糖药，直接使用胰岛素。

3. 肿瘤治疗过程中，患者出现肝功能损害，可以继续口服哪些降糖药物？

虽然口服降糖药都有一定的肝毒性，但总体安全性很好，只要肝酶指标在正常值上限的 3 倍以内，多数口服降糖药都可以继续服用，但要从小剂量用起，配合保肝药物治疗，在医生指导下监测肝功能；如肝功能持续升高则要停口服降糖药。

肝酶指标在正常值上限的 3 倍以内的患者：磺酰脲类可选用格列齐特，应避免使用格列喹酮、格列美脲；二甲双胍类、噻唑烷二酮等可减量，在观察下继续使用；其他种类口服降糖药需要谨慎选择。

患者应该与医生联系，决定降糖药物使用方案。

4. 肿瘤患者治疗过程中出现肾功能损害，使用降糖药物需要注意什么？

肾功能受损的患者使用降糖药物的注意事项见表 5-4。

表 5-4　肾功能损害患者降糖药物注意事项

肾功能 降糖药	eGFR ≥ 90 正常	eGFR60~90 轻度受损	eGFR45~60 中度受损	eGFR30~45 中度受损	eGFR15~30 重度受损	eGFR < 15 肾衰竭
二甲双胍	无须调整剂量	无须调整剂量	减量≤1.5g/d	禁用		
格列本脲	无须调整剂量	无须调整剂量	禁用			
格列齐特	无须调整剂量	无须调整剂量	减量	谨慎使用	禁用	
格列喹酮	无须调整剂量	无须调整剂量			慎用	禁用
格列美脲	无须调整剂量	无须调整剂量	减量	禁用		
吡格列酮	无须调整剂量	无须调整剂量		谨慎用药		
罗格列酮	无须调整剂量	无须调整剂量				
阿卡波糖	可用	可用			禁用	
伏格列波糖	可用	可用			慎用	
西格列汀	无须调整剂量	无须调整剂量		减量至 50mg，每天 1 次	减量至 25mg，每天 1 次	
沙格列汀	无须调整剂量	无须调整剂量		剂量调整为 2.5mg，每天 1 次	谨慎	
阿格列汀	无须调整剂量	无须调整剂量		慎用		
利格列汀	均可使用	均可使用				
达格列净、恩格列净	正常剂量	调整剂量		禁用		
瑞格列奈	均可使用	均可使用				
胰岛素	均可使用	均可使用				

注：eGFR. 肾小球滤过率 [ml/（min·1.73m^2）]

第六章 血糖监测篇

第一节 血糖监测的方法及意义

1. 为什么要监测血糖？

血糖监测是糖尿病管理的重要内容，血糖监测结果可以反映糖尿病患者糖代谢紊乱的程度，用于制订合理的降糖方案，评价降糖治疗效果，指导治疗方案的调整。

（1）是判断糖尿病控制与否的评价指标。

（2）是调整降糖药物治疗方案的依据。

（3）是个体化血糖控制的参考标准。

（4）可以及时发现低血糖和血糖波动。

2. 监测糖化血红蛋白（HbA1c）的意义是什么？

糖化血红蛋白（HbA1c）可以反映过去 2～3 个月的平均血糖水平。在进行有明确高血糖风险的抗肿瘤治疗前，建议先进行糖化血红蛋白的检测，评估有无糖尿病病史及患者的长期血糖水平。糖化血红蛋白是筛查癌症患者既往血糖水平的有效手段，但对于预期寿命较短且合并相关并发症的患者，不建议过于严格的血糖控制方案，糖化血红蛋白控制在 7.6%～8.5% 较为合适。

3. 住院患者血糖监测方法有哪些？

患者住院期间，血糖监测通常由专业的医护人员负责，并根据患者的状况和治疗需求制订相应的监测计划。

临床常用的血糖监测方法包括毛细血管血糖监测、静脉血糖监测、糖化血红蛋白、糖化白蛋白（GA）和持续葡萄糖监测（CGM）等。

毛细血管血糖监测不管是居家还是住院,都是血糖监测的基本形式,反映的是实时血糖水平。相较于单次血糖测定,1d内多次血糖测定可更准确地反映血糖控制情况,特别是在使用胰岛素期间。如怀疑有夜间低血糖,应加测凌晨时段的血糖。

静脉抽血是住院和门诊患者常用的血糖检查方式,优点是准确,缺点是不方便、不能快速得到血糖值、需血量较指尖血糖明显增加、不便于血糖波动大时的血糖监测等。

糖化血红蛋白是反映过去2～3个月的平均血糖水平,是目前评估糖尿病患者长期血糖控制状况的公认标准,也是调整降糖治疗方案的重要依据。

糖化白蛋白可反映过去2～3周的血糖水平,故代表的是短期血糖水平,可作为评价患者短期血糖控制情况的适用指标。

持续葡萄糖监测是指通过葡萄糖感应器连续监测皮下组织间液葡萄糖浓度的技术,可提供连续、全面、可靠的全天血糖信息,了解血糖波动的趋势和特点。因此,持续葡萄糖监测可成为传统血糖监测方法的一种有效补充。

4. 居家患者血糖监测方法有哪些?

（1）指尖血糖监测:是肿瘤和糖尿病共病患者进行自我血糖监测（SMBG）的基本形式。患者通过血糖仪监测指尖血糖,使用血糖记录表记录每天的血糖测量结果。可以帮助患者跟踪血糖的变化,发现规律和异常,并与医生分享监测数据。

（2）持续葡萄糖监测:是传统血糖监测方法的有效补充,具有较好的准确性和安全性。通过监测皮下组织间液的葡萄糖浓度,来提供连续、全面、可靠的全天血糖信息,了解血糖波动的趋势和特点。可以帮助居家的糖尿病患者了解不同生活方式对血糖值的影响,进行更好的自我管理。

但仍建议居家患者每2～3个月前往医院做相关血糖检测,来评估自己血糖控制情况。

5. 居家患者血糖监测设备如何选择？

居家患者常用的血糖监测设备包括血糖仪和持续葡萄糖监测系统2种方式。

（1）血糖仪：兼有有效性、便利性、价格低的特点。使用指尖血糖监测的血糖仪进行自我血糖监测是糖尿病综合管理和教育的重要手段，建议所有肿瘤和糖尿病共病患者均需进行自我血糖监测。在血糖仪的选择上，只要符合上市标准，各个品牌的血糖仪均可自由选择（图6-1）。

（2）持续葡萄糖监测（CGM）：根据其技术及使用特点，可分为回顾性CGM、实时CGM和扫描式CGM（flash glucose monitoring，FGM）3种。其中，FGM属于按需读取式CGM的范畴（图6-2）。

FGM系统的佩戴者需通过主动扫描传感器获取当前葡萄糖数据。由于该系统无须指血校正，免去了频繁采血的痛苦，有助于提高患者血糖监测的依从性；事后可生成回顾性数据，兼有回顾性CGM和实时CGM的特点；同时，新一代FGM系统更加人性化、个体化，可通过蓝牙和近距离无线通信技术功能来获取血糖数据，并且可根据需求打开或者关闭每分钟实时监测低血糖和高血糖的蓝牙报警功能，方便患者自我管理。因此，FGM系统更多地被应用在居家患者血糖监测中。

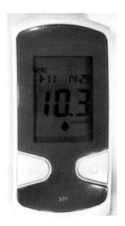
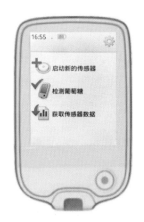

图 6-1　血糖仪　　　图 6-2　持续葡萄糖监测系统

第二节　毛细血管血糖监测

1. 毛细血管血糖检测时可以选择哪些采血部位？

　　毛细血管血糖检测多采用指尖部位进行采血，指尖采血时，宜选择左手环指指腹侧面皮肤菲薄处采血。因为第 2 ～ 4 指（示、中、环指）的腱鞘不相通，若继发感染多局限于各手指。但示指和中指是人的功能手指，使用的机会较多；若为自检，右手习惯拿采血针采血，因此宜选择左手环指采血。

　　目前血糖仪检测的采血部位除指尖以外，还有手掌大 / 小鱼际、耳垂、前臂背侧、上臂、大腿前侧、小腿肚和腹部（包括腹部肥胖者的腹部）。其中，大、小鱼际所测结果与指尖相近，其余部位均存在血糖快速变化时的滞后现象，研究显示，这可能与局部血流和各组织利用葡萄糖速率有关。

2. 常用的血糖仪品牌有哪些？

　　目前，市面上口碑与销售较好的血糖仪。

　　进口品牌：罗氏、雅培、强生、拜耳、欧姆龙等。

　　国产品牌：三诺、鱼跃、民康、怡成等。

　　家用血糖仪发展到今天，不管是进口血糖仪，还是国产血糖仪，使用都很便捷，所测血糖结果都非常准确，基本都可以满足糖尿病患者日常监测血糖的需求。所以糖尿病患者在挑选血糖仪的时候，大可不必过于纠结，选择适合自己的，就是最好的血糖仪。

3. 选择血糖仪的注意事项有哪些？

　　首先，糖尿病患者选择血糖仪最关心的问题就是血糖仪的准确度和精密度。2021 年 4 月中华人民共和国国家卫生健康委员会发布了卫生行业标准《便携式血糖仪临床操作和质量管理指南》（WS/T781—2021），该卫生行业标准对血糖仪准确度和精密度的要求沿用了 ISO15197（2013）标准。对准确度要求：当血糖浓度 < 5.5mmol/L

时，至少 95% 的检测结果差异在 ±0.83mmol/L 的范围内；当血糖浓度 ≥ 5.5mmol/L 时，至少 95% 的检测结果差异在 ±15% 的范围内。对精密度要求：当血糖浓度 < 5.5mmol/L 时，标准差 < 0.42mmol/L；当血糖浓度 ≥ 5.5mmol/L 时，变异系数（CV）< 7.5%。所以说，只要是在正规渠道购买正规血糖仪，都可以满足糖尿病患者日常血糖监测。

其次，需要考虑血糖仪的使用方便性，包括是否便于携带、操作难易、智能记录等方面。家用血糖仪应该便于携带，有利于工作、学习、外出等情况下随时随地监测血糖，目前市场上售卖的血糖仪基本都做到了体积小、重量轻，便于携带。

另外，还需要考虑综合价格，包括血糖仪本身的价格，更要考虑试纸、采血针、消毒棉等耗材的价格。一般来说，国外进口品牌的试纸价格略高，国产试纸价格更亲民。所以普通家庭的糖尿病患者，考虑到每月耗材带来的额外经济压力，可以优先选择国产品牌。

4. 影响毛细血管血糖检测结果的因素有哪些？

影响毛细血管血糖检测准确性的因素主要包括以下几点。

（1）血糖仪的准确度和精密度：准确度是指血糖仪的测量结果与实验室血糖检测结果之间的一致程度，精密度是指同一样本多次重复测量后的一致程度。目前，国际上遵循的是 ISO15197（2013）的标准。

（2）血糖仪的检测技术：目前血糖仪的检测技术主要有葡萄糖氧化酶（GOD）和葡萄糖脱氢酶（GDH）两种。GOD 血糖仪对葡萄糖特异性高，不受其他糖类物质干扰，但易受氧气干扰。GDH 血糖仪无须氧的参与，不受氧气干扰，但容易受到其他糖类物质，如木糖、麦芽糖、半乳糖等的干扰。

（3）血细胞比容影响：血糖仪采用的血样大多为全血，在相同血浆葡萄糖水平下，随着血细胞比容的增加，全血葡萄糖检测值会逐步降低。贫血患者血糖仪测定血糖结果偏高，红细胞增多症、脱水或高原地区则会偏低。具有血细胞比容校正功能的血糖仪可使这一差异值降至最小。

（4）操作人员因素：操作不当、血量不足、局部挤压、更换试纸批号时未调整校正码，或试纸保存不当等因素都会影响血糖检测值的准确性。

（5）其他：患者精神过度紧张会使血糖升高；静脉滴注葡萄糖也会使结果偏高；常见干扰物还有乙酰氨基酚、维生素 C、水杨酸、尿酸、胆红素、三酰甘油等内源性和外源性物质，当血液中存在大量干扰物时，血糖值也会有一定的偏差。

5. 血糖仪使用的注意事项有哪些？

（1）在避光、干燥且密封的条件下保存试纸。试纸取出后要立刻使用，并注意试纸的有效期。

（2）在湿度 20% ～ 80%、温度 10 ～ 40℃ 的环境下使用血糖仪。湿度和温度过高或过低都会影响血糖仪的精确性。

（3）血糖仪不应离电磁场过近。

（4）彻底清洁并干燥双手。

（5）75% 乙醇消毒并充分待干。

（6）手臂保持下垂状态 30s，确保指尖血量。

（7）在采血时，不应过度挤压采血部位来保证采血量。

（8）采血量适中，不能过多或过少，否则对测定结果会有一定的影响。

（9）采血针是一次性的，不可多次使用。

（10）检测完血糖之后，应采取适当的方法弃置采血针及试纸。

（11）定期进行血糖仪的校准。

6. 血糖仪如何维护和保养？

血糖仪的维护和保养是确保血糖检测准确性和稳定性的关键，应注意以下 7 点。

（1）定期更换电池：血糖仪通常使用电池供电，因此需要定期检查电池电量，并及时更换低电量或用尽的电池。避免电池电量不足时进行血糖测试，以免影响测试结果或损坏仪器。

（2）选择适用的试纸：确保使用与血糖仪相匹配、品牌认可的试纸。不同品牌的血糖仪可能需要使用特定型号的试纸，使用不匹配的试纸可能导致测试结果不准确。

（3）避免使用过期试纸：检查试纸的有效期，确保不使用过期的试纸。过期的试纸可能导致测试结果不准确。

（4）存储环境：保持血糖仪处于干燥、清洁的环境中，远离高温、潮湿和直接阳光照射。避免将血糖仪暴露在极端的环境中，以免影响仪器的性能和准确性。

（5）定期校准：根据血糖仪的说明书和医生的建议，定期进行血糖仪的校准，以确保测试结果的准确性。

（6）清洁和消毒：定期清洁血糖仪的外部表面，使用干净、柔软的湿布擦拭仪器。避免使用有害的化学物质来清洁血糖仪。对于触摸式血糖仪，应特别注意定期清洁测试带插槽，避免灰尘或其他杂质影响测试准确性。

（7）及时维修和更换：如果血糖仪出现故障或损坏，应及时送修或更换。避免使用损坏的血糖仪，以免影响测试结果和安全。

7. 测指尖血糖时，血量过少可以挤血吗？

采血时，可将采血部位所在的手臂自然下垂，以便获得足量的血样。如果过度挤压采血部位，可能会使大量组织间液混入血样，从而影响血糖测试结果，所以应该避免用力挤压或过度按摩采血部位。

8. 在输液过程中测指尖血糖的注意事项有哪些？

在输液过程中检测指尖血糖应注意，避免在输液侧检测血糖。在输液侧，液体刚进入血管，局部的药物浓度很高，如果输入含有葡萄糖成分的液体，同时在输液侧检测血糖，则很难分辨出到底是机体的血糖高还是刚输入的含葡萄糖成分的液体。因此在输液过程中检测血糖，应该避免在输液侧肢体检测血糖，以免影响对真实血糖值的判断。

9. 贫血患者的血糖值准确吗？

血糖仪采用的血样是全血，因此血细胞比容对检测值的影响较大。

血细胞比容降低常见于贫血患者，血细胞比容升高常见于红细胞增多症、真性红细胞增多症患者。在相同的血浆葡萄糖水平，随着血细胞比容的增加，全血葡萄糖检测值会逐步降低。而肿瘤糖尿病共病患者在抗肿瘤治疗过程中可能会存在贫血现象，因此选择具有血细胞比容校正功能的血糖仪可使这一差异值降至最小。

10. 水肿患者应该选择何种血糖监测方式？

水肿的患者体液增多，血液会被稀释，可能会导致指尖血糖水平过低。重度水肿的患者采用指尖血糖检测血糖水平将低于实际血糖水平，对于该类患者建议采用耳垂部位血糖检测或采用动脉血气分析检测血糖。

第三节　肿瘤和糖尿病共病患者血糖监测频率

1. 肿瘤和糖尿病共病患者的血糖监测频率和普通糖尿病患者的一样吗？

不完全一样。

（1）相同点如下。

①口服降糖药患者，可每周监测 2 ～ 4 次空腹或餐后 2h 血糖。

②使用基础胰岛素患者，可监测空腹血糖。

③使用餐时胰岛素患者，应监测餐后或餐前血糖，并根据餐后血糖和下一餐餐前血糖调整上一餐前的胰岛素剂量。

④注射预混胰岛素患者，应更关注空腹和晚餐前血糖；当怀疑有低血糖时，应随时加测血糖。血糖监测需要遵循个体化原则。

（2）不同点：肿瘤和糖尿病共病患者血糖监测还应考虑不同的肿瘤类型、不同的抗肿瘤药物（根据药物性质、剂量及药物代谢动力学的特异性），制订不同的血糖监测方案。

①对于哺乳动物雷帕霉素靶蛋白（mTOR）抑制剂诱导的高血糖，有专家建议：在开始治疗前应监测空腹血糖及糖化血红蛋白，治疗后第 1 个月应每 2 周检测 1 次空腹血糖，之后每个月检查 1 次，同时每 3 个月检测 1 次糖化血红蛋白，一旦血糖水平 > 13.9mmol/L，则应迅速请内分泌科医生会诊。

②大剂量糖皮质激素通过增加肝糖异生、增加胰岛素抵抗和减少胰岛素分泌来升高血糖。因此，糖皮质激素引起的高血糖是典型的餐后血糖增高，但往往在禁食后恢复正常。因此，针对应用糖皮质激素的肿瘤合并糖尿病的患者应重点监测餐后血糖。

2. 居家的肿瘤和糖尿病共病患者应该怎样掌握血糖监测频率？

血糖平稳的患者，可以通过血糖仪1周至少监测2～3次；血糖不稳定、换用降糖方案或调整药物剂量、出现并发症（如食欲缺乏、呕吐、腹泻等）的患者，至少每天监测血糖1～2次；特别是使用胰岛素治疗的患者一般每天常规监测血糖2～4次。

第四节　常见血糖监测时间点及临床意义

1. 不同时间点监测血糖的意义是什么？

具体见表6-1。

表6-1　不同时间点监测血糖的意义

早上空腹血糖	1. 反映胰岛素水平 2. 反映前 1d 晚间用药是否合适
餐前血糖	1. 指导患者调整摄入的食物量 2. 指导餐前降糖药的用量 3. 有低血糖风险者应测餐前血糖 正常情况早餐后 2h 和午餐前指尖血糖相差大于 1.0mmol/L。差值大，表示胰岛素后续功能好；若差值小，表示胰岛素后续功能差或药量不足
餐后 2h 血糖	1. 反映患者胰岛 β 细胞的储备能力 2. 反映饮食与降糖药是否合适
晚上睡前血糖	1. 反映胰岛 β 细胞对餐后高血糖的控制能力 2. 主要指导夜间合理用药及是否需要加餐 3. 有效避免夜间出现低血糖
凌晨 3 时血糖	1. 是否存在夜间低血糖 2. 分析晨起高血糖原因，区分黎明现象和苏木杰现象
随机血糖	1. 血糖随机状态 2. 应激状态对血糖的影响

2. 怎样选择血糖监测的时间点？

　　肿瘤和糖尿病共病患者血糖监测的时间点应根据想了解的具体问题和血糖控制情况来合理安排。

　　（1）早上空腹血糖：为了解胰岛的基本功能，判断前 1d 晚上降糖药物的使用是否合理。

　　（2）餐后 2h 和餐前血糖：为了解进食后胰岛的储备功能，判断餐前用药是否合理、饮食量是否合适。

　　（3）睡前血糖：为了解睡前血糖控制情况、睡前胰岛素使用剂量及夜间是否需要加餐。

　　（4）凌晨 3 时血糖：了解是否存在夜间高血糖，以及空腹高血糖的原因。

　　（5）随机血糖：了解当下血糖情况。

第五节　自我血糖监测

1. 什么是自我血糖监测（SMBG）？

　　自我血糖监测（SMBG）是指糖尿病患者在家中开展的血糖监测，用于了解血糖的控制水平和变化情况。SMBG 作为糖尿病自我管理的重要一部分，可以帮助糖尿病患者更好地了解自己的血糖控制情况，为患者和家属提供一种积极参与糖尿病管理的手段，便于更好地从饮食、运动、药物、接受糖尿病教育等方面管理自己的血糖，是调整血糖达标的重要措施，也是减少低血糖风险的重要手段。

　　SMBG 是糖尿病患者及家属必须掌握的一项基本技术，它大大提高患者对治疗的依从性，减少糖尿病相关不良反应，改善疾病预后。

2. 居家患者需要进行自我血糖监测吗？

　　居家的肿瘤和糖尿病共病患者仍需要进行自我血糖监测。

　　居家期间，血糖同样受饮食、运动、情绪、疾病、应激等多种因素的影响。自我血糖监测让患者能够更及时准确地了解自身血糖控制情况，有助于自我管理和药物调整，可有效降低低血糖发生的风险，同时也是达到血糖控制目标的关键。

3. 患者自我血糖监测的注意事项有哪些?

患者自我血糖监测时，需要注意以下 9 点。

(1) 使用正确的血糖仪：最好是经过认证的医疗器械，同时学会正确操作，以确保测量结果的准确性。

(2) 规范采血技巧：在采血时，使用酒精消毒手指，轮流选用不同的手指采血，避免常用手指过度磨损，避免血量不足和血量过多。

(3) 保持洁净和卫生：在自测血糖前，要洗手并确保手指干燥，避免水分或其他物质影响血糖测试的准确性。

(4) 记录血糖结果：将每次测量的血糖结果记录下来，并标明测量的时间点。这样可以帮助医生了解血糖的波动情况，并做出相应的调整和给出建议。

(5) 注意测量时机：血糖的监测时机非常重要。在医生的建议下，选择合适的测量时机，如空腹、餐后等，以了解不同时间点的血糖水平。

(6) 加强与医生沟通：与医疗团队保持密切的沟通，将自测血糖的结果及时与医生分享，以便根据监测结果调整治疗方案。

(7) 处理异常情况：如果发现血糖异常（如低血糖或高血糖），应根据医生的建议采取相应措施（如进食或用药）。

(8) 定期维护和校准血糖仪：确保血糖仪保持良好的工作状态，定期校准血糖仪，及时更换电池。

(9) 保护皮肤：对于需多次检测血糖的患者，因针刺会增加痛苦、感染等概率，所以应根据病情和治疗的实际需求制订相应的个体化血糖监测方案。采血时可选择手指指腹侧面，因为手指掌侧正面神经感觉器多，痛感较侧面强，选择指腹侧面，可以基本无痛；经常自我血糖监测的患者可轮换扎各个手指，以利于穿刺部位皮肤的恢复。

4. 患者怎样做好自我血糖监测的记录?

患者可通过血糖日志来完成自我血糖监测的记录。血糖日志不仅仅只是记录下监测血糖的具体时间和对应的血糖值，还应该包含饮食、运动、药物、睡眠、情绪等多方面信息（表 6-2）。

表 6-2　血糖检测表日志

	年 月 日		早餐前	早餐后	午餐前	午餐后	晚餐前	晚餐后	睡前	夜间	其他	备注
血糖												
药物												
饮食	主食												
	蔬菜												
	肉、蛋、鱼、豆												
	水果												
	坚果												
	饮品												
运动	项目												
	时间（min）												

　　有条件者还可以进行电子数据管理，借助血糖管理软件将血糖数据下载，显示血糖记录册、血糖趋势图、14d 图谱等，全面评价血糖控制趋势，以及药物、饮食和运动对血糖的影响，指导治疗方案的优化。

5. 血糖控制平稳后就不需要监测血糖了吗？

　　当患者的血糖平稳后仍需要进行血糖监测，但是不必像调整用药时监测得这么频繁。需要根据不同的治疗计划，制订合适的血糖监测方案。但是在某些特殊情况下也需要特别加强监测，如调整药物期间、改变饮食和运动的习惯时、外出旅行时、情绪波动时、合并严重感染时、生病期间或处于围手术期等。

第七章　持续葡萄糖监测篇

第一节　持续葡萄糖监测概述

1.持续葡萄糖监测简介

　　持续葡萄糖监测（CGM）是指通过葡萄糖感应器连续监测皮下组织间液的葡萄糖浓度的技术，可提供连续、全面、可靠的全天血糖信息，了解血糖波动的趋势和特点。研究表明，CGM 具有较好的准确性和安全性。因此，CGM 可成为传统血糖监测方法的一种有效补充。

　　2017 年国际糖尿病先进技术与治疗大会发布的《持续葡萄糖监测应用国际共识》中根据其技术及使用特点，将 CGM 分为回顾性 CGM、实时 CGM 和扫描式 CGM（图 7-1）。

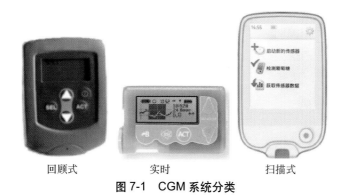

回顾式　　　　　实时　　　　　扫描式

图 7-1　CGM 系统分类

2. 持续葡萄糖监测有什么优势？

　　（1）传感器可自动获取患者组织间液葡萄糖水平，可通过获取的大量血糖数据，分析血糖波动的趋势和规律，了解饮食、药物、运动对血糖的影响，了解是否有异常血糖发生（包括睡眠时间段的低血糖），了解血糖控制的总体水平。

（2）很大程度避免频繁指尖血糖检测带来的疼痛，提高患者血糖监测的依从性。

（3）能发现不易被传统监测方法检测到的高血糖和低血糖，尤其是餐后高血糖和夜间无症状性低血糖。

（4）持续葡萄糖监测可以更好地帮助医生制订个体化的血糖控制方案。

（5）围手术期患者可更快控制血糖，缩短因血糖控制不佳的手术等待时间，减少术后因血糖异常（高血糖和低血糖）导致的急性并发症。

（6）持续葡萄糖监测具有操作简单、不良反应少、检测结果准确可靠的优点。

3. 持续葡萄糖监测有什么不足？

（1）价格相对较贵。

（2）血糖快速波动时，与指尖血糖相比有一定的延迟性。

患者可以根据自己血糖管理的需求，兼顾经济状况选择血糖监测的方式。

4. 哪些患者适合持续葡萄糖监测？

持续葡萄糖监测主要适用于以下患者或情况。

（1）1 型糖尿病患者。

（2）需要胰岛素强化治疗（例如每日 3 次以上皮下胰岛素注射治疗或胰岛素泵强化治疗）的 2 型糖尿病患者。

（3）使用降糖治疗的 2 型糖尿病患者仍出现下列情况之一：

①无法解释的严重低血糖或反复低血糖、无症状性低血糖、夜间低血糖。

②无法解释的高血糖，特别是空腹高血糖。

③血糖波动大。

④出于对低血糖的恐惧，刻意保持高血糖状态的患者。

（4）妊娠期糖尿病或糖尿病合并妊娠。

（5）患者教育：帮助患者了解饮食、运动、饮酒、应激、睡眠、降糖药物等对血糖的影响，促使患者选择健康的生活方式。

（6）其他特殊情况，如合并胃轻瘫的糖尿病患者、特殊类型的糖尿病、伴有血糖变化的内分泌代谢疾病（如胰岛素瘤等）。

5. 哪些患者不适合持续葡萄糖监测？

（1）不愿意接受持续葡萄糖监测的患者。

（2）不愿意主动管理血糖的患者。

（3）持续葡萄糖监测的传感器需固定在皮肤上，所以皮肤过敏的患者慎用，易患皮肤溃疡的患者禁用。

（4）全身重度水肿的患者。

（5）患有经体液传播的传染病患者慎用。

6. 持续葡萄糖监测对肿瘤和糖尿病共病患者有哪些获益？

持续葡萄糖监测，可最大程度了解单日内血糖的波动幅度和一段时间内血糖的变化趋势，患者能随时观察到血糖控制情况；同时帮助医生制订治疗方案，降低低血糖的发生率，改善患者的糖化血红蛋白水平。

持续葡萄糖监测对帮助肿瘤和糖尿病共病患者，特别是血糖异常波动、血糖难以控制、低血糖发生风险高的患者顺利完成肿瘤专科治疗，有非常重要的作用。

7. 静脉血糖、指尖血糖和持续葡萄糖监测的差别是什么？

（1）静脉血糖：是医疗机构实验室通过自动生化仪来检测静脉血浆或者血清中的葡萄糖，是糖尿病诊断的依据。但是因为其需要抽血化验，因此无法作为自我血糖监测常用的方式。

（2）指尖血糖：属于毛细血管血糖监测的方式之一，采用毛细血管全血，反映即时的血糖水平，是血糖监测的基本形式，也是糖尿病患者自我血糖监测最基础和最有效的方法之一。

（3）持续葡萄糖监测：通过葡萄糖感应器连续监测皮下组织间液的葡萄糖水平，可提供连续、全面、可靠的全天血糖信息，了解血糖波动的趋势和特点，发现不易被传统监测方法所探测到的隐匿性高血糖和低血糖，尤其是餐后高血糖和夜间无症状性低血糖。

第二节　动态血糖监测

1. 什么是动态血糖监测（FGM）?

动态血糖监测（FGM，图 7-2）也称为扫描式葡萄糖监测，属于按需读取式 CGM 的范畴，是一种简单便捷的血糖监测方式，目前在国内外使用范围很广。

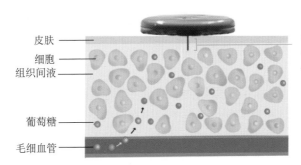

图 7-2　FGM 传感器

FGM 利用连线酶技术，持续监测组织间液葡萄糖水平，能够获取大量的葡萄糖数据，生成完整的葡萄糖图谱。其独特之处在于，用扫描检测仪扫描传感器即可得出葡萄糖数值。小巧的传感器最长可佩戴 14d，无须指尖血校准，能够每分钟自动测量葡萄糖数值、每隔 15min 自动记录一次葡萄糖数值。其技术原理是将扫描式葡萄糖监测系统传感器通过一条无菌的、纤细柔软的探头植入皮下 5mm，来持续检测组织间液的葡萄糖水平。

2. FGM 包含哪些部分?

FGM 主要包含 3 个部分，具体见图 7-3。

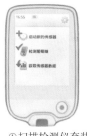
①扫描检测仪套装

②传感器套装

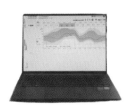
③软件

图 7-3　FGM 主要包含 3 个部分

（1）扫描检测仪套装：FGM 扫描检测仪为先进的传感器技术设计，用于获取葡萄糖读数，并以方便用户理解的方式实时显示在屏幕上（图 7-4）。

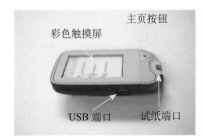

彩色触摸屏　　　　　主页按钮

USB 端口　　试纸端口

- 可读取当前葡萄糖数据
- 可查看过去 8h 的葡萄糖历史
- 快速上传
- 可用于多名患者
- 易于握持和储存
- 隔衣物扫描
- 彩色触摸屏

图 7-4　FGM 扫描检测仪

（2）传感器套装：具体见图 7-5。

① 1 个传感器敷贴器：用于将传感器敷贴在上臂背侧。

② 1 个传感器组件包：配合传感器敷贴器使用，用于敷贴传感器。

传感器组件包
用于准备传感器

传感器敷贴器
用于敷贴传感器

传感器
敷贴于患者上臂背侧，
用于测定葡萄糖

图 7-5　FGM 传感器套装

（3）传感器特性：传感器易于佩戴，不影响日常生活（图7-6）。相比传统的 BGM 产品，这一技术侵入性小，使血糖监测不再麻烦。

①小巧（35mm×5mm），比1元硬币略大，佩戴隐蔽。

②传感器具有抗水性，泡澡、淋浴和游泳时皆可佩戴。

③最长可佩戴14d。

④不需要指尖取血校准。

⑤全天（日间和夜间）自动捕捉血糖数值。

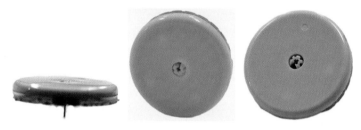

图 7-6　FGM 传感器

3. FGM 传感器可以佩戴多长时间？

FGM 传感器最长可佩戴14d，目前可以兼顾回顾性、实时性血糖监测的需求，利于医生和患者更好地进行血糖管理。建议无特殊情况（如全身严重水肿、不慎脱落等），患者的佩戴时间能够≥10d。

4. 佩戴 FGM 传感器后，患者能得到什么样的报告？

（1）在佩戴过程中，可随时扫描佩戴在患者身上的传感器，获得丰富的葡萄糖数值和葡萄糖在以后的时间可能发生的变化趋势（包括升高趋势、下降趋势、平稳趋势以及其对应的葡萄糖变化速度）。

①当前葡萄糖值：来自最近一次更新的葡萄糖数据（传感器每1分钟自动获取葡萄糖数值1次）（图7-7）。

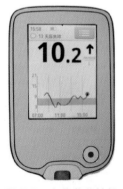

图 7-7　当前葡萄糖值

②最近 8h 葡萄糖曲线：显示最近 8h 内传感器记录的葡萄糖数据，可以反映近 8h 的葡萄糖波动情况（图 7-8）。

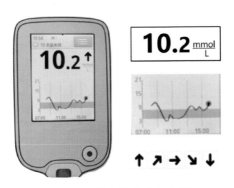

图 7-8　FGM 8h 葡萄糖曲线

③葡萄糖变化趋势箭头：表示当前葡萄糖水平正在上升、下降或平稳，以及其对应的变化速度（图 7-9）。

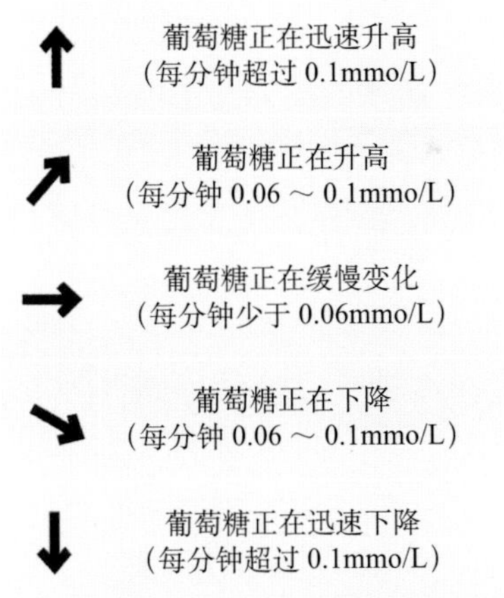

↑　葡萄糖正在迅速升高
（每分钟超过 0.1mmo/L）

↗　葡萄糖正在升高
（每分钟 0.06 ~ 0.1mmo/L）

→　葡萄糖正在缓慢变化
（每分钟少于 0.06mmo/L）

↘　葡萄糖正在下降
（每分钟 0.06 ~ 0.1mmo/L）

↓　葡萄糖正在迅速下降
（每分钟超过 0.1mmo/L）

图 7-9　葡萄糖变化趋势

④每日葡萄糖图表：帮助医生更好地了解患者全天血糖变化曲线，明确葡萄糖变化规律与趋势，发现隐匿性低血糖、夜间低血糖、高血糖，区分黎明现象及苏木杰现象（图 7-10）。

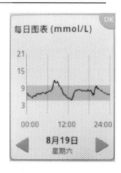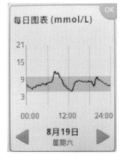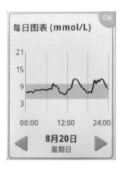

图 7-10　每日葡萄糖图表

（2）结束佩戴后，患者可获得动态葡萄糖图谱（AGP）。

①日趋试图：分析葡萄糖的日内及日间波动情况，以 24h 的形式将多天葡萄糖数据叠加在相应时间点呈现。中位线位于目标范围内且越平坦、十分位数区间（IDR）及四分位数（IQR）越窄，代表患者血糖控制越佳，反之则说明患者的血糖波动大，低血糖及高血糖事件发生率高（图 7-11）。

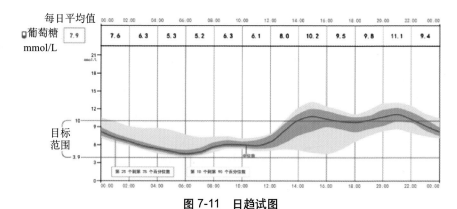

图 7-11　日趋试图

②每日葡萄糖总结：患者葡萄糖监测数据 24h 的变化趋势图（图 7-12）。

③葡萄糖波动趋势解析：是对日趋试图分时段进行分析，帮助医生调整长期维持方案（图 7-13）。

每日葡萄糖总结

2023年1月6日 – 2023年1月13日 （8 天）

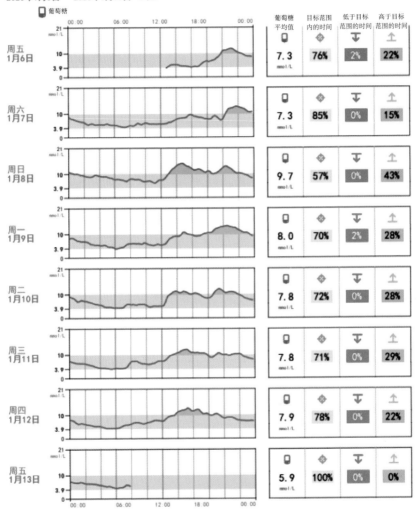

图 7-12　每日葡萄糖总结

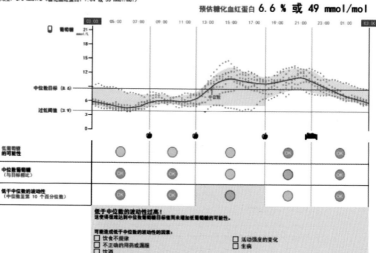

图7-13　葡萄糖波动趋势解析

5. 佩戴 FGM 传感器期间的注意事项有哪些？

（1）佩戴者洗澡时间不能过长，传感器不能长期浸入水中、防止高温或碰撞，应有保护意识。

（2）在探头插入之后应当注意观察插入点是否变红、流血、出现疼痛（包括压痛）及肿胀，尤其是在睡觉之前和睡醒之后。如果出现上述症状应将探头移除。

（3）为了确保探头保持在原位要定期对探头进行检查；强调患者及家属不要随意按动仪器上的开关键，如仪器发出报警声应立即到护士站进行处理。

（4）不要在强电磁干扰源的附近使用（避免磁共振、CT、X线检查）。

（5）切勿自行取下传感器。

6. 佩戴 FGM 传感器期间，患者能行磁共振、CT、X 线等检查吗？

佩戴 FGM 传感器期间，不能进行磁共振、CT、X 线检查。因为传感器上有敏感的金属元器件，而磁共振、CT、X 线检查具有强大的磁力。虽然强磁场对传感器的干扰尚待进一步研究证实，但目前在行磁共振、CT、X 线检查之前，必须移除佩戴的 FGM 传感器。

7. 佩戴 FGM 传感器期间，患者行外科、介入等手术受影响吗？

佩戴 FGM 传感器期间，患者行外科、介入等手术并不受影响。但值得注意的是，术前需结合手术体位和方式选择佩戴传感器的部位，应避开手术区。传感器可佩戴在上臂背侧、脐周 5cm 外或大腿内侧，防止压坏设备或传感器脱落，同时应避免接近电刀、电凝或放射设备，以免干扰血糖数据的采集。

8. 佩戴 FGM 传感器期间，患者可以洗澡吗？

佩戴 FGM 传感器期间，患者可以洗澡，因传感器具有防水的功能。但需观察传感器靠下方的粘胶，当发现粘胶未妥善粘贴于皮肤表面时，应采用敷料二次固定，以免传感器脱落。

9. 佩戴 FGM 传感器期间，患者可以游泳吗？

佩戴 FGM 传感器期间可以游泳。但需注意传感器不能置于水下超过 1m（3 英尺），也不能在水中持续时间超过 30min。并且注意观察传感器靠下方的粘胶，当发现粘胶未妥善粘贴于皮肤表面时，应采用敷料二次固定，以免传感器脱落。

10. 冬天衣服较厚，影响扫描式葡萄糖监测系统的使用吗？

扫描式葡萄糖监测系统的扫描仪贴近传感器 4cm 以内的范围都可获取葡萄糖数值，因此普通衣物并不影响扫描式葡萄糖监测系统传感器和扫描仪的使用。

11. 佩戴 FGM 传感器期间，患者要做饮食、运动等相关事件记录吗？

佩戴 FGM 传感器期间，患者同样应该记录药物、饮食、运动等多方面的信息。这有利于医护人员和患者自己了解目前治疗方案、饮食、运动、精神因素等对血糖的影响，为优化血糖管理提供重要的参考依据。

12.佩戴 FGM 传感器期间，还需要查指尖血糖吗？

佩戴 FGM 传感器期间，指尖血糖监测仍然具有重要的作用。当葡萄糖水平快速变化，组织间液葡萄糖无法及时反映血糖水平时，仍需进行指尖血糖检测以指导临床决策。

（1）FGM 提示发生低血糖时。

（2）患者怀疑发生低血糖时。

（3）患者自身症状与 FGM 血糖值不匹配时。

第八章 护 理 篇

第一节 胰岛素注射部位的选择

1. 居家患者如何选择胰岛素注射部位?

宜选择皮肤疏松部位行胰岛素皮下注射,如上臂三角肌、臀大肌、大腿前侧、腹部等,见图 8-1。

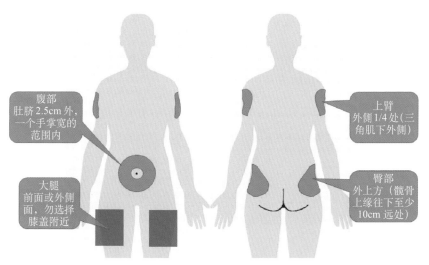

图 8-1 胰岛素注射部位

2. 患者自行注射胰岛素的注意事项有哪些?

(1)注射部位要经常轮换,长期注射同一部位可能导致局部皮下脂肪萎缩或增生、局部硬结。

(2)需要注意进行"大轮换"和"小轮换",见图 8-2。

"大轮换"：每天可以选择腹部、上臂、大腿外侧和臀部不同部位进行轮换注射，避免长期在一个部位注射产生硬结，影响药物吸收。

"小轮换"：即与每次注射点相距 1cm 以上，避开硬结部位及有皮损的部位。

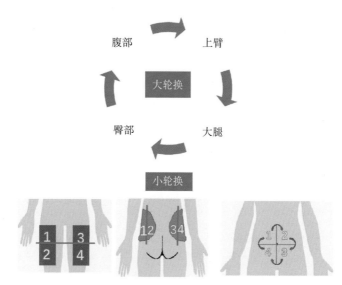

大腿或臀部等分为 2 个象限　　腹部注射部位分成 4 个象限

● 每周在其中一个象限进行注射，按顺时针方向轮换

图 8-2　大轮换、小轮换

（3）注射胰岛素前需洗手，注射针头尽量一次性使用，用后丢弃。

（4）放疗患者要尽量避开放射野内的皮肤区域。

第二节　胰岛素的保存

胰岛素如何保存？

温度是影响胰岛素效果的重要因素，低于 0℃ 和超过 25℃，胰岛素的活性会降低。

未开封的胰岛素应储藏在 2 ～ 8℃ 的环境中，避免冷冻和阳光直射。

已开封的胰岛素可室温保存，但随着存放时间的延长，药物效价呈下降趋势。因此应尽量减少药液开启后的存放时间，一般开启后的胰岛素尽量在 1 个月以内用完。

第三节 皮肤护理

1. 肿瘤和糖尿病共病患者足部护理的注意事项有哪些？

（1）保持足部清洁：勤换鞋袜，每天清洗足部 1 次，不超过 30min，水温在 37 ～ 40℃，洗完脚后用浅色柔软毛巾擦干，尤其是足趾间。皮肤干燥者，必要时可涂油膏类护肤品。

（2）预防外伤：不要赤足走路，外出时不穿拖鞋。

（3）鞋子尽量选择透气性好、前端宽大、圆头、平底、厚实的鞋子。

（4）袜子选择浅色、弹性好、吸汗、透气、散热性好、棉毛质地、大小合适的。

（5）冬季足部避免使用热水袋、电热毯或烤灯保暖，以防烫伤。

（6）夏季注意避免蚊虫叮咬。

（7）注意修剪趾甲，趾甲修剪与足趾平齐，并锉圆边缘部分。

（8）促进肢体血液循环：采用多种方法促进肢体血液循环，如步行、踝泵运动、腿部运动。应避免盘腿坐或跷二郎腿。

（9）积极控制血糖：足部溃疡的发生、恶化与血糖控制不佳密切相关。

（10）戒烟：吸烟会导致局部血管收缩而进一步促进足部溃疡的发生。因此患者要努力戒烟，不使用其他烟草产品或电子烟。

2. 长期卧床的肿瘤和糖尿病共病患者应注意什么？

长期卧床的肿瘤和糖尿病共病患者平时应注意多翻身，防止压力性损伤的发生。因长期营养不良，长期局部受压循环障碍等原因，长期卧床的肿瘤和糖尿病共病患者易发生压力性损伤，且一旦发生，伤口难以愈合，增加感染概率，严重影响患者预后。

3. 肿瘤和糖尿病共病患者出现压力性损伤应该怎样护理？

（1）减少压力。每 2 小时翻身 1 次，必要时每 1 小时翻身 1 次，移动患者时，应先抬起患者后移动，也可拉动床单协助患者床上移动，翻身或移动时避免拖、拉、扯、拽、推等动作，并使用踝和足跟保护垫。对长期使用轮椅坐位的患者，每 20 ～ 30 分钟移动 1 次受压部位，并注意患者足的放置。患者平卧位时，床头抬高不应超过 30°，并在患者侧身下垫软垫，软垫应根据患者具体情况合理使用，以减轻受压部位的剪切力和摩擦力。应用活络油或盐酸山莨菪碱稀释溶液按摩受压部位，预防敏感性皮肤压力性损伤。

（2）防止潮湿。及时治疗患者大小便失禁，必要时留置尿管，勤换衣服、床单或使用吸水的棉垫，保持皮肤和床单清洁、干燥，特别注意保持会阴部皮肤的干燥。仰卧位时要注意其骶尾部通风，降低其局部温度。通常用一软枕垫高臀部一侧，使臀下与骶尾部透气、通风 20 ～ 30min，可左右交替。

（3）合理营养。做到主食粗细搭配，副食荤素搭配，每日摄入足够营养，以增强机体抵抗力，利于组织修复。

（4）保护疮面，加速愈合。在条件允许的情况下，用胰岛素 8U 与庆大霉素 8 万 U 加入生理盐水 10 ～ 20ml 浸湿无菌纱布后直接敷于疮面，再用无菌敷料外加消毒棉垫覆盖包扎。换药次数可根据疮面渗出情况，一般 1 ～ 2 次 / 天。如疮面渗出减少，可根据疮面具体情况每日或隔日换药 1 次。

（5）积极治疗糖尿病，应用胰岛素有效控制血糖，改善全身情况。

第九章 心 理 篇

1. 肿瘤和糖尿病共病患者是否会出现心理健康问题？

面对肿瘤和糖尿病的双重打击，患者很可能出现心理健康问题。患病时期患者家属应多陪伴，多与患者交流，必要时及时与医务人员联系，可以减轻或避免心理疾病对患者造成的不良影响。

2. 失眠对血糖的影响有哪些？

失眠对肿瘤和糖尿病共病患者有以下七方面的影响。

（1）增加高血糖风险：睡眠不足或失眠会导致神经衰弱，身体对胰岛素的敏感性降低，血糖水平升高。缺乏足够的睡眠会干扰胰岛素的正常释放和利用，可能增加罹患 2 型糖尿病的风险。

（2）糖代谢异常：失眠会影响患者的内分泌平衡和糖代谢调节，可能导致血糖水平波动。糖尿病患者本身已经存在胰岛素分泌或作用异常，失眠会使血糖控制难度加大，血糖波动的风险增高。

（3）患者自我管理：失眠会影响患者的注意力、记忆力和决策能力，可能导致糖尿病患者在日常生活中的血糖监测、饮食管理、药物使用等方面出现疏忽或错误，影响疾病的稳定控制。

（4）免疫功能减弱：失眠会削弱免疫系统的功能，对于肿瘤和糖尿病共病患者来说，这可能会影响其对抗糖尿病和肿瘤的能力。

（5）心理健康：失眠可能导致焦虑、抑郁等心理问题，而这些情绪问题也可能进一步影响患者的自我管理和治疗依从性。

（6）激素失调：睡眠不足可能导致身体内激素失衡，包括促进胃液分泌的胃泌素和胃动素，这可能干扰胃肠道功能。

（7）药物相互作用：有些催眠药物可能与糖尿病药物相互作用，影响药物的疗效或增加药物不良反应的风险。因此，糖尿病患者在选择催眠药物时需要谨慎，并在医生指导下使用。

3. 血糖变化对肿瘤患者的心理影响有哪些？

肿瘤和糖尿病共病患者的血糖变化会对心理健康产生多方面的影响，主要表现在以下 6 个方面。

（1）心理压力：血糖波动可能会导致患者产生心理压力和焦虑。特别是当血糖水平较高或不稳定时，患者可能担心糖尿病得不到有效控制，进而影响到心理健康。

（2）情绪波动：血糖的波动也可能导致患者出现情绪波动，如易怒、抑郁等。高血糖和低血糖都可能对情绪产生影响，使患者情绪不稳定。

（3）认知能力：一些研究表明，血糖波动可能与认知能力下降相关，特别是在老年患者中。认知能力下降可能会影响患者的学习、记忆和决策能力，进而影响到心理健康。

（4）睡眠问题：血糖波动可能影响睡眠质量，特别是低血糖时可能导致患者睡眠不稳定或失眠。睡眠问题进一步可能会对心理健康产生负面影响。

（5）自我认知和情绪：血糖水平的波动可能影响患者对自身疾病的认知和态度。如果血糖得不到有效控制，患者可能产生自责、自卑等消极情绪。

（6）心身状态：血糖波动可能导致一些身体不适，如头晕、乏力、心慌等，这些不适可能会增加患者的心理负担。

4. 心理专业人员可以帮助肿瘤和糖尿病共病患者解决心理问题吗？

肿瘤和糖尿病共病患者心理健康问题主要来自肿瘤本身、血糖控制差、这两种疾病相互的不良影响、患者及家属对疾病的认知能力不足等方面，所以需要一个多学科团队，肿瘤专业医务人员、内分泌专业医务人员、心理医生、心理咨询师、心理治疗师共同为患者的心理健康提供帮助。部分肿瘤专科医院能够为这部分患者提供医疗服务。

5. 患者支持群体或在线社区可以提供心理支持和经验分享吗？

是的，有许多肿瘤患者、糖尿病患者支持群体和在线社区可以提供心理支持和经验分享。

患者希望加入这样的社群和社区，可以通过以下两种方法。

（1）在互联网上进行搜索，找到与自己相关的肿瘤患者、糖尿病患者支持群体或在线社区，并主动参与其中。

（2）患者也可以向医疗专业人士咨询，了解当地是否有面对面的患者支持团体。与他人分享经验和心理支持可以对糖尿病患者的心理健康产生积极的影响。

6. 如何应对肿瘤和糖尿病共病患者的情绪和压力？

肿瘤和糖尿病共病患者的情绪和压力对于维护其心理健康和疾病管理至关重要。以下是一些应对方法。

（1）寻求支持：建议患者主动与家人、朋友或其他支持系统分享自己的情绪和压力。有人倾听和理解会帮助患者减轻心理负担，并提供情感支持。

（2）心理咨询：专业的心理咨询师或心理医生能够帮助患者应对情绪问题和压力。他们可以提供情绪管理技巧和心理干预，帮助患者更好地面对疾病和生活中的挑战。

（3）参加支持团体：加入肿瘤或糖尿病患者的支持团体，与其他患者交流经验和情感，分享情感支持和信息。

（4）学习应对技巧：帮助患者学习应对压力和情绪波动的技巧，如冥想、深呼吸、放松练习、听音乐等。

可用手机搜索下载好乐曲，音量设置为 20 ～ 40dB，以个人感觉舒适、悦耳为度。每天 2 次，每次 20 ～ 30min。

患者在倾听乐曲时随着音乐的节奏和旋律调整呼吸、展开联想，也可以和着音乐节拍哼唱或做肢体动作。

（5）运动疗法：肿瘤和糖尿病共病患者可选择散步、慢跑等常规运动项目，运动原则为坚持、循序渐进、个体化，运动过程中密切观察病情。

（6）定期休息：保持规律的作息时间和足够的休息对于心理健康至关重要。失眠和疲劳可能会加重心理压力。

（7）设定合理目标：与医生共同制订合理的治疗目标和计划，实现病情逐步改善，减轻过高的心理压力。

（8）避免不良习惯：避免不健康的应对方式，如过度饮酒或吸烟。这些不良习惯可能加剧情绪和心理问题。

（9）接受现实：了解并接受当前的状况，认识到压力和情绪是正常的反应。尽量转移注意力，专注于积极的生活状态。

7. 是否有心理干预方法可以帮助患者建立积极的态度和行为习惯？

心理干预方法可以帮助肿瘤和糖尿病共病患者建立积极的态度和行为习惯，增强血糖管理的有效性和持续性。以下是5种常见的心理干预方法。

（1）认知行为疗法（CBT）：是一种常用的心理治疗方法，它通过帮助患者认识和改变负面的自我认知和行为模式，培养更积极的态度和行为。在肿瘤和糖尿病共病患者中，CBT可以帮助患者树立积极面对疾病的态度，培养自我管理的习惯，如按时测量血糖、合理控制饮食等。

（2）自我效能训练：自我效能是指个体对于自己完成特定任务的信心程度。心理干预可以帮助患者增强对于血糖管理的自我效能感，让患者相信自己可以有效地控制血糖，从而更有动力和意愿去实施相关的积极行为。

（3）目标设定与监督：心理干预可以帮助患者设定明确的血糖管理目标，并定期监督和评估其进展。通过明确目标和监督，患者更容易坚持积极的血糖管理行为。

（4）增强自我意识：心理干预可以帮助患者提高自我意识，更好地了解自己的身体状况和疾病风险。增强自我意识有助于患者更加重视和珍惜自己的健康，从而更有动力去管理血糖。

（5）心理教育：心理干预可以通过提供相关的心理教育，让患者了解血糖管理的重要性和效果。心理教育可以增强患者的意识和知识，让其更积极地参与到血糖管理中来。

第十章　肿瘤和糖尿病共病专科篇

第一节　营养支持

1. 肿瘤患者为什么容易发生营养不良？

（1）肿瘤细胞是增殖很快的细胞，需要摄入比正常细胞更多的营养。

（2）肿瘤晚期的患者，最常见的转移部位肝、肺、脑属于代谢比较旺盛的器官，如占体重 2% 的肝可以消耗人体 20% 的能量，所以肿瘤晚期需要更高的营养支持。

（3）肿瘤细胞会分泌一些细胞因子，过度活化人体的饱食中枢，从而引起患者厌食或食欲减退，容易引起营养不良。

（4）手术、化疗、放疗等治疗会对人体正常细胞产生损害，如出现恶心、呕吐、疼痛等症状，导致消耗增加并影响食物的摄入及消化吸收。

2. 什么是营养支持治疗？

营养支持治疗包括肠内营养支持（EN）和肠外营养支持（PN）。肠内营养支持是指经胃肠道补充营养制剂，如口服蛋白粉等肠内营养制剂；肠外营养支持是指静脉营养治疗，指不能经口进食，经静脉输液给予营养补充。

3. 患者在什么情况下会考虑使用肠内营养治疗？

肿瘤和糖尿病共病患者如果存在营养不良、经口摄入不足或食物摄入减少 50%（与平时正常状态比较），这种状态超过 7 ～ 10d，应开始肠内营养治疗。肠内营养治疗包括口服肠内营养和管饲（又称管喂）肠内营养。

4. 什么是管饲（也称为管喂）？

管饲进食（又称为管喂）就是不经过口进食，而经鼻或经胃造瘘口、经肠造瘘口，使用流食助推器注入营养物质，满足患者能量和营养需求（图 10-1）。

管饲通路包括：鼻胃管、鼻肠管、胃造口及空肠造口等。肠内营养治疗通路的选择应当依据患者消化道解剖结构的连续性、消化吸收功能的完整性、实施肠内营养有无误吸的风险进行恰当选择。

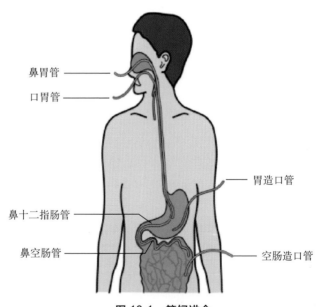

鼻胃管
口胃管
胃造口管
鼻十二指肠管
鼻空肠管
空肠造口管

图 10-1　管饲进食

5. 肠内营养制剂会对血糖产生什么影响？

肿瘤和糖尿病共病患者只能接受肠内营养制剂时血糖波动会较大，可能出现高血糖。这与肠内营养制剂的选择、患者耐受性、使用方法等相关，因此应在医生的帮助下进行肠内营养。

（1）选择合适的肠内营养制剂很重要，应选择适合糖尿病患者的肠内营养剂。

（2）肠内营养制剂输注速度对患者血糖影响比较大，输注速度越快，血糖升得越高。

（3）在使用降糖药物的情况下，每餐肠内营养制剂的使用量和输注速度也需要个体化控制，否则低血糖和高血糖都有发生的可能。

为了避免或减少肠内营养期间血糖波动太大，选择合适的肠内营养制剂、使用输注泵控制速度、动态监测血糖波动情况非常重要，根据血糖水平及时调整肠内营养液输注速度和降糖方案，以达到平稳控制血糖的目标。

6. 肿瘤患者补充营养和控制血糖矛盾吗？

不矛盾。肿瘤患者需要营养支持，糖尿病患者需要控制饮食，肿瘤和糖尿病共病患者可以通过调整膳食构成、选择食物种类、控制摄入量、合理分配营养素等方式，在补充营养的同时，兼顾控制血糖。

举例来说，肿瘤患者需要摄入碳水化合物，那么我们可以选择吃更健康的全谷类食品（如糙米、荞麦和燕麦等）、豆类（如鹰嘴豆、豌豆、扁豆）等食物。其中豌豆和扁豆等豆类食物富含膳食纤维，可以在提升饱腹感的同时不过多地影响血糖水平。

7. 适合肿瘤和糖尿病共病患者的肠内营养配方有哪些？

对需要选用肠内营养配方的肿瘤和糖尿病共病患者，应当选用糖尿病专用肠内营养配方制剂。

营养配方粉、整蛋白型肠内营养剂产品为粉剂，保存时间长。

患者可根据自己的经济能力选择相应的营养补充剂。主要产品提供 1cal 能量所需价格分别为，肠内营养混悬液：1kcal=0.163 元；营养配方粉：1kcal=0.104 元；肠内营养乳剂：1kcal=0.132 元；整蛋白型肠内营养剂：1kcal=0.046 元（价格受市场影响波动，以实时价格为准）。

8. 可以自制管饲的营养食物吗？

肿瘤和糖尿病共病患者需要管饲时，除了可以选择购买成品适合糖尿病患者的营养制剂，也可以自制营养食物进行管饲。

食物种类包括谷类（主食）、鱼虾类、肉类、豆制品、蔬菜、水果等。既要保证营养摄入，也要控制好血糖。可以把上述推荐食品打磨成糊状，称为"匀浆膳"制作。

9. 自制管饲营养食物的注意事项有哪些？

(1) 制作"匀浆膳"需要注意：粗细搭配、荤素搭配，富含膳食纤维、高维生素、高蛋白的食物，低盐、低脂、低糖饮食，避免辛辣、刺激及油腻的食物。

(2) 估算患者每日应该摄入的总能量（按照下面的公式计算）。

理想体重（kg）= 身高（cm）－ 105（男）或 100（女）

理想达标能量 = 理想体重（kg）×（25 ~ 30）（kcal/kg）

(3) 注意食物中所需三大营养物质供能比例是碳水化合物∶脂肪∶蛋白质 =（30% ~ 50%）∶（25% ~ 40%）∶（15% ~ 30%）。

10. 肿瘤和糖尿病共病患者管饲主食该怎样选择？

主食（谷类）：粗细搭配，选择低升糖指数的粗粮，如糙米、黑米、玉米、紫米、燕麦、荞麦、红豆、绿豆等。每天摄入主食 200 ~ 300g，一般粗粮与细粮的比例为 1∶2，一天 4 ~ 6 餐。

11. 肿瘤和糖尿病共病患者管饲蛋白质该怎样选择？

适当增加富含优质蛋白质的鸡蛋、牛奶、瘦肉及大豆类、鱼虾类食物，多选用鱼肉、虾类、禽肉等白肉，适量选择红肉（猪肉、牛肉、羊肉）。每天量为 120 ~ 200g，一天 4 ~ 6 餐。

12. 肿瘤和糖尿病共病患者管饲蔬菜该怎样选择？

选择含有丰富的维生素和膳食纤维的蔬菜，能促进肠蠕动，缓解便秘，最好每天 300 ～ 500g，尽量选择深色的绿叶蔬菜，也可以选择黄色、红色蔬菜，如菠菜、甘蓝、油菜、芹菜等，平均分配到每餐即可。

13. 肿瘤和糖尿病共病患者管饲水果该怎样选择？

在血糖达标的情况下适量选择含糖量少的水果，量不宜过多，如柚子、橙子、苹果、梨、李子、樱桃，打碎后的果汁不额外添加糖。管饲鲜果汁，可以选择在两餐之间进行加餐。

14. 常用的管饲仪器有哪些？

常用的管饲仪器有以下 4 种，见图 10-2。

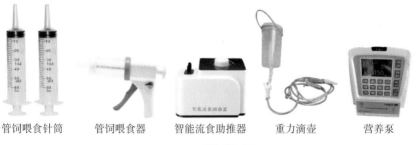

管饲喂食针筒　　管饲喂食器　　智能流食助推器　　重力滴壶　　营养泵

图 10-2　管饲推送器

15. 肿瘤和糖尿病共病患者管饲的注意事项有哪些？

（1）管饲时，保持床头抬高 30°～ 45°（坐直是 90°）。
（2）管饲结束后保持半卧位 30 ～ 60min。
（3）单次喂养量不超过 400ml。
（4）"匀浆膳"温度维持在 38 ～ 40℃。

16. 管饲进食期间怎样使用胰岛素？

一定在医生指导下使用胰岛素，患者和家属需要注意的原则如下。

（1）一般情况，重力滴注的鼻饲患者，在鼻饲营养耐受之前，应谨慎使用皮下注射中效胰岛素。因为如果不是持续的重力滴注鼻饲液，应用中效胰岛素很容易出现低血糖。建议在鼻饲前使用皮下注射短效 / 速效胰岛素，以减少发生低血糖的风险。

（2）当持续重力滴注鼻饲营养液，速度达到 30 ～ 40ml/h 时，应用中效胰岛素就比较安全。

（3）如果单独应用中效胰岛素无法控制血糖，可以联合短效胰岛素使用。

（4）若血糖仍控制不理想或者病情恶化的患者应考虑静脉使用胰岛素。

（5）使用静脉胰岛素的患者，应每小时监测 1 次血糖，连续 3 次血糖控制在 7.8 ～ 10.0mmol/L 时更改为 2h 监测 1 次。当血糖水平持续稳定 12 ～ 24h 且胰岛素输注速度稳定、营养摄入量未改变时，更改为 4h 监测 1 次。

17. 肿瘤和糖尿病共病患者居家管饲时该怎样监测血糖？

（1）如果使用重力滴壶滴注营养液应在首次管饲前及管饲后 4h 测一次血糖。

（2）管饲期间，若营养剂量增加时，每 4 ～ 6 小时测一次血糖。

（3）如出现血糖波动大，需加强血糖监测，必要时使用持续葡萄糖监测。

18. 哪些患者适合使用肠内营养泵？

肠内营养泵适合于不能下床活动、长期卧床且血糖波动较大的患者，如肿瘤和糖尿病共病患者晚期、高渗性非酮症糖尿病昏迷或低血糖反应及其他严重的代谢性并发症患者，推荐使用肠内营养泵。

19. 使用肠内营养泵的注意事项有哪些？

肠内营养泵就是肠内营养输注器。其可以控制营养液输入速度，有效减少肠内营养液短时间内快速输注诱发的高血糖，但缺点是患者活动明显受限。

建议先确定每天肠内营养液的总量，肠内营养输注初始速率为

10～25ml/h，常规空肠营养管泵输注速度为20～100ml/h，胃管泵输注速度为50～150ml/h，遵循浓度由低到高、容量由少到多、速度由慢到快的原则。

20. 不同的肠内营养途径对血糖有什么影响？

肠内营养途径包括鼻胃管、鼻肠管、胃造口及空肠造口等。

（1）鼻肠管进食（就是鼻空肠营养管）较鼻胃管进食更容易引起高血糖或血糖波动。因此，如果置入空肠营养管鼻饲期间需增加监测血糖的频次。

（2）肠造瘘管饲比胃造瘘管饲对血糖影响更大。

（3）胃造瘘管饲与鼻胃管管饲对血糖影响类似。

21. 肠内营养无法满足患者的营养需求怎么办？

应实施肠外营养。术后长期肠外营养治疗的患者，需要同时补充维生素和微量元素，推荐肠外营养采用全合一或预装多腔袋制剂。

22. 输注肠外营养该怎样控制输液速度？

肠外营养输注时需控制滴速，一定范围内控制输注速度非常有利于血糖的控制，详见表10-1。

表 10-1　肠外营养输注滴速

制剂名称	速度及说明
卡文（1440）	12～24h
卡全（1026）	12～24h
双肽氨基酸（500ml）	10～20h；不超过0.7ml/kg（50kg的患者14h）
复合氨基酸（COAA）（250ml）	至少4h
结构脂肪乳（250ml）	10～24h，最快不超过0.75ml/kg（50kg的患者6.6h）
10%、20%脂肪乳（250ml）	＞2.5h
30%脂肪乳（250ml）	4h

制剂名称	速度及说明
鱼油（100ml）	4h，并且不能单独输注
谷氨酰胺	不能单独输注

23. 使用肠外营养期间该怎样监测血糖？

常见肠外营养有：脂肪乳氨基酸（17）葡萄糖（11%）注射液、脂肪乳氨基酸（17）葡萄糖（19%）注射液、结构脂肪乳（250ml）、10%脂肪乳、20%脂肪乳、30%脂肪乳。

（1）输注肠外营养患者每 4 ~ 6 小时测血糖一次。

（2）血糖控制尚可的患者至少 24 ~ 48h 测血糖一次。

（3）血糖控制不佳的患者适当增加测血糖的频次，建议使用持续葡萄糖监测。

24. 输注肠外营养时选择什么药物控制血糖？

（1）对于首次接受肠外营养的患者，常需要使用胰岛素控制血糖，输注期间根据血糖值及变化规律，选择长效或中效胰岛素等不同的治疗方案。

（2）若患者在接受肠外营养时出现血糖异常升高（≥ 28mmol/L），则需要使用胰岛素静脉泵入控制血糖。

25. 输注肠外营养如何避免血糖波动过大？

（1）肠外营养输注过程中，输注速度不宜过快。过快可使血糖升高，严重者可导致高渗性昏迷，甚至有生命危险。

（2）避免在输注肠外营养时，使用胰岛素量过大，这样容易导致低血糖。

（3）尽量避免输注肠外营养输输停停，因为输输停停会使血糖波动太大，最好持续输注肠外营养液。

（4）肠外营养输注中，建议全合一输注，尽量避免氨基酸、脂肪乳单瓶输注，防止血糖波动过于频繁。

26. 输注全营养混合液时可以加胰岛素吗？

输注全营养混合液时，不建议在营养混合液中常规加入胰岛素。如需补充胰岛素，建议使用胰岛素泵静脉单独输注。

27. 营养支持患者血糖控制的标准

根据指南推荐，使用胃肠内、外营养支持的患者，血糖控制选择宽松控制标准，即空腹或餐前血糖控制在 7.8～10mmol/L，餐后 2h 血糖或随机血糖控制在 10～13.9mmol/L，糖化血红蛋白控制在 8%～9%。

第二节　手　　术

1. 为什么肿瘤患者要进行手术前营养状态评估？

大部分肿瘤患者术前存在营养不良，特别是消化道肿瘤。营养不良会增加围手术期并发症，影响术后的恢复，延长住院时间。

2. 评估肿瘤患者手术前营养状态的方法有哪些？

评价肿瘤患者手术前营养状态，常用到以下几个量表。

（1）营养风险筛查 2002（NRS2002）量表：是国际上第一个采用循证医学方法开发的营养风险筛查工具，国内外多项指南推荐其为住院患者的首选营养状况筛查工具（表 10-2）。

表 10-2　NRS2002 评分内容

评分内容	0分	1分	2分	3分
疾病严重程度评分		髋骨骨折、慢性疾病急性发作或伴有并发症者、慢性阻塞性肺疾病(COPD)、血液透析、肝硬化、糖尿病、一般恶性肿瘤	腹部大手术、卒中、重症肺炎、血液恶性肿瘤	颅脑损伤、骨髓移植、急性生理与慢性健康评分(APACHE) > 10 分的患者

续表

评分内容	0分	1分	2分	3分
营养状况受损评分	BMI＞18.5kg/m², 近1～3个月内体重无变化, 近1周摄食量无变化	体重丢失＞5%或食物摄入比正常需量低25%～50%	一般情况差或2个月内体重丢失＞5%或食物摄入比正常需要量低50%～75%	BMI＜18.5kg/m², 且一般情况差或近1个月内体重丢失＞5%（或3个月体重下降15%）或前1周食物摄入比正常需要量低75%～100%
年龄评分	18～69岁	＞70岁		

NRS2002 总分≥3分, 提示存在营养风险, 需进行营养支持

NRS2002 总分＜3分, 提示暂无营养风险

（2）患者主观综合评估量表（PG-SGA 量表）：是为患者提供的主观整体营养状况评估量表, 是专门为恶性肿瘤患者开发的营养评估工具。美国营养与饮食学会和中国抗癌协会均推荐 PG-SGA 作为恶性肿瘤患者的营养评价标准（表 10-3 ～表 10-10）。

PG-SGA 量表由表 10-3 ～表 10-6 四个小量表组成, 均由患者完成, 根据得分情况了解患者营养状况, 并给予营养支持的推荐方案。

评分使用 1 个月内体重数据, 若无此数据, 则使用 6 个月内体重数据。使用以下分数积分, 若过去 2 周内有体重丢失则额外增加 1 分。

（3）人体成分分析仪：检测患者的体重、基本代谢、水含量、骨含量、脂肪含量、体脂水平、肌肉质量等。

表 10-3　体重丢失评分

1 个月内体重丢失	分数	6 个月内体重丢失
10% 或更大	4	20% 或更大
5%～9.9%	3	10%～19.9%
3%～4.9%	2	6%～9.9%
2%～2.9%	1	2%～5.9%
0～1.9%	0	0～1.9%

表 10-4 进食情况评分

在过去 1 个月里，我的进食情况与平时相比：			
没变化（0）	比以往多（0）		比以往少（1）
我目前进食：			
正常饮食（0）	正常饮食，但比正常情况少（1）	少量固体食物（2）	只能进食流食（3）
只能口服营养制剂（3）	几乎吃不下什么（4）	只能通过管饲进食或静脉营养（0）	/

表 10-5 症状评分

近 2 周来，我有以下问题，影响我的进食：						
吃饭没有问题（0）	没有食欲，不想吃（3）	恶心（1）	呕吐（3）	口腔溃疡（2）	便秘（1）	腹泻（3）
口干（1）	食品没味（1）	食品气味不好（1）	吞咽困难（2）	一会儿就饱了（1）	疼痛（1）	其他（如抑郁、经济问题、牙齿问题）（1）

表 10-6 活动和身体功能评分

在过去的 1 个月我的活动：

正常，无限制（0）

不像往常，但还能起床进行轻微的活动（1）

多数时候不想起床活动，但卧床或坐椅时间不超过半天（2）

几乎干不了什么，一天大多数时候都卧床或在椅子上（3）

几乎完全卧床，无法起床（3）

表 10-7 疾病和年龄的评分

分类	分数
癌症（Cancer）	1
艾滋病（AIDS）	1
肺性或心脏恶病质	1
压疮、开放性伤口或瘘	1
年龄 ≥ 65 岁	1

表 10-8 代谢症状的评分

	无（0）	轻度（1）	中度（2）	高度（3）
发热	无	37.2 ～ 38.3℃	38.3 ～ 38.8℃	≥ 38.8℃
发热持续时间	无	＜ 72h	72h	＞ 72h
糖皮质激素用量（泼尼松 /d）	无	＜ 10mg	10 ～ 30mg	＞ 230mg

表 10-9 体格检查

	无消耗：0	轻度消耗：1+	中度消耗：2+	重度消耗：3+
脂肪				
眼窝脂肪垫	0	1+	2+	3+
三头肌皮褶厚度	0	1+	2+	3+
肋下脂肪	0	1+	2+	3+
肌肉				
颞肌	0	1+	2+	3+
肩背部	0	1+	2+	3+
胸腹部	0	1+	2+	3+
四肢	0	1+	2+	3+
体液				
踝部水肿	0	1+	2+	3+
骶部水肿	0	1+	2+	3+
腹水	0	1+	2+	3+
总体消耗的主观评估	0	1+	2+	3+

表 10-10 PG-SGA 整体评估分级

	A 级：营养良好	B 级：中度或可疑营养不良	C 级：严重营养不良
体重	无丢失或近期增加	1 个月内丢失 5%（或 6 个月丢失 10%）或不稳定	1 个月内丢失 ＞ 5%（或 6 个月丢失 ＞ 10%）或持续下降

续表

	A 级：营养良好	B 级：中度或可疑营养不良	C 级：严重营养不良
营养相关的症状	无不足或近期明显改善	确切的摄入减少	严重摄入不足
	无或近期明显改善，摄入充分	存在营养相关的症状（表10-5）	存在营养相关的症状（表10-5）
	无不足或近期明显改善	中度功能减退或近期加重（表10-6）	严重功能减退或近期明显加重（表10-6）
体格检查	无消耗或慢性消耗但近期有临床改善	轻至中度皮下脂肪和肌肉消耗	明显营养不良体征，如严重的皮下组织消耗、水肿

3. 肿瘤患者术前可以自己评估营养状态吗？

患者及家属可以采用以下方法简单评估自身营养状况：

（1）1 个月内体重降低大于 5%。

（2）进食量较正常状态减少 20% ～ 50%，持续 7d 及以上。

（3）体质指数低于 18.5kg/m^2（正常值是 18.5 ～ 23.9kg/m^2）。

（4）存在肌肉减少（见第二章第一节）。

（5）血浆白蛋白、血浆前白蛋白、血红蛋白、淋巴细胞计数降低。

患者出现上述情况之一，说明存在营养不良，需要在术前积极纠正。

4. 为什么血糖控制差不能做手术？

（1）手术会使机体处于应激状态，血糖进一步升高可能引发酮症酸中毒，影响预后，甚至危及生命。

（2）高血糖会影响伤口愈合，增加感染风险，影响术后康复。

5. 手术会影响患者血糖吗？

肿瘤患者围手术期很可能会出现应激性高血糖。这是因为术前加强营养、患者对疾病和手术的焦虑、抑郁等负面情绪和手术造成的创伤、术后疼痛、术后补液等使患者处于一种应激状态，导致下丘脑 - 垂体 - 肾上腺皮质轴和交感神经系统的激活，出现应激性高血糖。

6. 肿瘤和糖尿病共病患者术前怎样纠正营养不良？

（1）首先明确应该吃多少：目标营养供给量（日常饮食及肠内、肠外营养支持）为热量 20 ～ 25kcal/（kg·d）[最低 15kcal/（kg·d）] 和蛋白质 1.0 ～ 1.5g/（kg·d）[最低 0.6g/（kg·d）]。首选肠内营养支持（口服或管饲）；若 7d 内或预计 7d 内不能达到目标能量摄入量的 60%，联合使用肠外营养；有肠内营养支持禁忌证或不能耐受的患者采用全肠外营养支持。

（2）饮食营养

①可把每天的总能量分 4 ～ 6 份进食，一定程度能降低血糖的波动。

②仍然要控制谷薯类淀粉食物的摄入。

③增加优质蛋白质摄入（瘦肉、鸡蛋、鱼虾类、奶类及其制品），1.5 ～ 2.0g/（kg·d）。

④适当增加不饱和脂肪的摄入（坚果、橄榄油等植物油）。

⑤在医生的指导下加入口服营养素。

（3）选择恰当的肠内营养剂。

7. 适合肿瘤和糖尿病共病患者的肠内（口服）营养制剂有哪些？

营养配方符合以下特点的营养素，都适合肿瘤和糖尿病共病患者：口服（肠内）营养方案包含的脂肪酸占 40% ～ 50%，甚至更高，以不饱和脂肪酸为主；碳水化合物的成分稍低，占 35% ～ 40%，其中 15% 左右为果糖（表 10-11）。

表 10-11　营养配方

碳水化合物		脂肪	
种类	比例	种类	比例
缓释淀粉替代全部或部分麦芽糊精 提高果糖含量 增加膳食纤维 / 益生元 低血糖生成指数	降低碳水化合物占供能的比例	高单不饱和脂肪酸 高多不饱和脂肪酸	提高优质脂肪占供能的比例

由此可见，口服营养素主要满足患者的能量需求。

8. 什么样的肠内营养制剂适合糖尿病患者？

肠内营养素中的脂肪主要是不饱和脂肪，能量供给能量高且血糖生成指数低，并一定程度延迟空腹时间和肠道对碳水化合物的吸收，从而不会造成血糖的快速升高，是糖尿病患者适合的肠内营养素。

9. 怎样解决肿瘤和糖尿病共病患者围手术期营养支持和血糖控制的矛盾？

（1）如患者有理想的体重、理想的体质指数、无肌肉减少的临床表现、进食量较前无减少、血清白蛋白无降低，说明患者营养状态好，可以不需要增加术前营养，因为增加进食，可能增加高血糖发生风险。应继续监测血糖。

（2）营养状态差的患者（能量或蛋白质摄入量低于达标量的60%时），及时启动营养治疗，同时加强血糖的监测和应用以胰岛素为主的降糖药对血糖进行控制。

10. 肿瘤和糖尿病共病患者术前营养支持的注意事项有哪些？

患者术前加强营养是常见的临床现象，特别是对肿瘤患者。因为肿瘤患者更容易发生营养不良，而营养不良明显增加术后并发症的发生风险。但合并糖尿病的肿瘤患者，积极的营养支持又会导致术前糖代谢的紊乱加重，严重影响手术顺利进行。所以应该先进行营养状态评估，根据评估结果采取个体化的营养支持方案。

11. 肿瘤和糖尿病共病患者围手术期血糖管理有何重要性？

肿瘤和糖尿病共病患者加强血糖管理的主要目的是减少术后并发症（主要包括感染、伤口愈合延迟、血糖异常升高甚至发生酮症酸中毒等）的发生风险，是手术成功的重要保障之一。

12. 肿瘤和糖尿病共病围手术期血糖管理的目标是多少？

围手术期高血糖和低血糖与手术患者的不良预后密切相关，对大多数肿瘤合并糖尿病患者围手术期血糖管理的目标为 7.8 ～ 10.0mmol/L，精细手术（如整形）需要严格控制血糖 4.4 ～ 7.8mmol/L。

13. 肿瘤和糖尿病患者围手术期控制血糖，为什么胰岛素更有优势？

肿瘤和糖尿病共病患者围手术期需要尽快、良好地控制血糖。胰岛素及其类似物具有降糖效果明显、调整剂量灵活、对肝、肾、心、肺等安全性好等特点，因此是肿瘤合并糖尿病患者围手术期首选的降糖方案。

14. 肿瘤和糖尿病共病患者围手术期血糖监测的方法有哪些？

良好控制血糖是减少肿瘤和糖尿病共病患者术后并发症最重要的措施之一，只有较为密切的血糖监测，才能发现异常血糖，以便及时处理。

（1）指尖血糖监测（毛细血管血糖）：常规推荐监测早晨空腹血糖及三餐后 2h 血糖，还可以增加午餐前、晚餐前、睡前、凌晨 2 ～ 3 时血糖。

（2）持续葡萄糖监测系统：佩戴 14d，连续实时监测葡萄糖水平，更有利于围手术期血糖管理。

15. 肿瘤和糖尿病共病患者术后饮食营养管理的方案有哪些？

（1）术后进食时间由医生决定，如病情允许，应尽快恢复患者肠内营养（进食）：非胃肠道、食管、口咽、颈部手术，可以尽快经口进食，而胃肠道、食管、口咽部、颈部等手术，可能需要通过胃肠鼻饲管、胃造瘘管、肠造瘘管等开始进食。

（2）从糖尿病专用口服营养液配方食品，到半流食（蛋羹、碎菜、鸡蛋面等），到软食（软饭、包子、面条、软烂蔬菜、豆腐、鸡蛋等），向普食（糖尿病饮食）逐渐过渡。

（3）胃肠功能不全的患者建议使用短肽或氨基酸单体配方（如安素），以游离脂肪酸和短肽为氮源，以低聚糖和多糖类为主要成分的碳水化合物，配以微量元素而成易消化吸收的完全膳食，热量大、营养全，是消化道肿瘤合并糖尿病围手术期营养补充的良好选择。

（4）有消化道梗阻的患者应减少膳食纤维的摄入。

（5）给予肌肉减少症患者含有高支链氨基酸的足量蛋白质供应 [≥1.2g/（kg·d）]（鱼虾、蛋类、奶及奶制品等）。

（6）糖尿病患者肠内营养应以果糖和不饱和脂肪酸为主要成分。这样可以控制餐后高血糖。

16. 肿瘤和糖尿病共病患者术后怎样居家管理血糖？

（1）如术后恢复良好，住院期间血糖稳定在 4.4～7.8mmol/L，可每周查血糖 2～3 次。

（2）如术后恢复不好（如伴感染、伤口愈合差、胃肠道功能恢复慢、肝肾功能损害、血糖控制差等）的患者，可增加血糖监测频率，尽早把血糖控制在 10mmol/L 以内。

（3）术后居家还在继续使用胰岛素强化方案（"三短一长"）控制血糖的患者，一般常规监测血糖 2～4 次/天（间断监测空腹血糖、三餐后 2h 血糖、午餐和晚餐前血糖、睡前血糖、凌晨 2～3 时血糖），尽量将血糖控制在 10mmol/L 以下，适量运动，劳逸结合，增强自身免疫力，同时注意避免低血糖。

（4）术后居家继续营养补充的患者，一定兼顾营养补充和血糖控制同等重要的原则，以补充高蛋白质（鱼虾、乳制品、蛋类等）、高膳食纤维（新鲜蔬菜、少量水果等）、适当增加不饱和脂肪酸（各种坚果等）的营养膳食，也可选择适合于糖尿病患者的营养乳剂。

（5）血糖控制不佳，需增加血糖监测频率的患者，可选用动态血糖监测系统，为更好管理血糖提供详实的血糖变化情况。

（6）术后逐渐恢复活动量，有利于血糖的控制。

17. 肿瘤和糖尿病共病患者术后需要警惕"低血糖"吗？

当然需要。主要是消化道肿瘤，特别是胃癌患者，不仅要防止血糖升高，还得警惕"低血糖"现象的发生。手术后的胃癌患者可能在吃完饭后几小时内出现心慌、眩晕、出汗等低血糖一样的症状。

第三节　放化疗期间血糖的变化

1. 放射治疗对血糖有什么影响？

（1）放射治疗（放疗）前或后使用激素会使患者血糖水平升高。

（2）胰腺癌合并糖尿病患者放疗可以导致血糖继续升高，特别是对于血糖较高的腺癌患者，放疗后血糖进一步升高。放疗后4d内血糖逐渐下降，至第5～6天即可降至放疗前水平。

（3）放疗可能加快糖尿病并发症发生，如心血管疾病、周围神经病变。

2. 放射性口腔炎或溃疡的患者饮食应该注意什么？

可进食少渣半流质或质软食物；避免酸味强的、粗硬、过热、过冷的食物，如咖啡、辣椒等；必要时可利用吸管吸吮液体食物；吃高蛋白质、高热量、高维生素的食物，例如大豆制品、牛奶等，以加速愈合过程。

进食差或流质饮食（包括管饲）都会明显影响血糖，应增加血糖监测频率，利于血糖的控制。

低血糖或高血糖都会增加该类患者死亡风险。根据个体化原则，合理的胰岛素使用是管理这类患者血糖的有效方法。

3. 化疗对血糖的影响有哪些？

化疗期间血糖可能波动很大：

（1）化疗药物会削弱胰岛β细胞的正常分泌功能，导致血糖升高。

（2）由于化疗药物在体内的代谢是经肝完成，因此化疗药物会对肝功能造成不同程度的损害。肝细胞损伤，影响其对葡萄糖的摄取及肝糖原生成，继而削弱肝对血糖的调节能力，出现血糖升高。

（3）化疗期间需要输注肾上腺皮质激素等辅助药物，例如地塞米松等，肾上腺皮质激素能够促进糖原异生，导致葡萄糖的氧化磷酸化受到抑制，从而降低机体对葡萄糖的利用率，导致血糖升高。

（4）化疗期间葡萄糖输注和营养支持，会导致患者血糖升高。

（5）化疗药物易引起恶心、呕吐等胃肠道反应，患者短时间内进食少，易导致低血糖的发生。

4. 化疗期间患者应如何进行饮食管理？

化疗期间，患者消化道症状重，容易发生营养摄入不足。

（1）饮食方式的选择：化疗期间，患者易出现食欲不振、恶心、呕吐等胃肠道反应，营养摄入不足，需要增加进食稀饭、汤等流质饮食，导致血糖波动大。烹饪食物的时候应注意多采用清蒸、水煮、凉拌等烹饪方式，避免采用油炸、红烧的烹饪方式。

（2）多饮水，每日饮水量在1000～1500ml，不可饮用浓茶、浓咖啡、气泡水、碳酸饮料、含糖饮料。

（3）蛋白质的供应以优质蛋白为主，如牛奶、鱼肉、豆腐、豆浆、鸡蛋等。增加主食的营养丰富性，如荞麦面条、燕麦、黑米、玉米等杂粮。每日进食新鲜蔬菜500g。

（4）在血糖控制平稳时，可适当进食水果，尽量选择苹果、柚子、黄瓜、西红柿等含糖量低的水果。

（5）尽可能纠正不良饮食习惯。在进餐前，患者应首先进食少量新鲜蔬菜或菜汤，之后再进食主食，进餐中应慢慢咀嚼，忌狼吞虎咽。

（6）多吃一些养血补血的食物：猪肉、牛肉、鸡肉、鱼肉、动物肝、黑木耳、黑米、黑芝麻、花生等。

5. 化疗期间患者血糖监测频率是否增加？

至少监测 5 点（包括空腹＋三餐后 2h＋睡前）血糖。如因胃肠道反应过重，进食减少，出现头晕、乏力、嗜睡等表现，可随时测血糖。如因药物影响出现空腹高血糖或夜间低血糖，应监测凌晨 3 时血糖。

6. 化疗期间血糖的控制目标

根据 2021 年版我国"肿瘤相关性高血糖管理指南"，要求对一般状况较好的肿瘤患者内科治疗期间的血糖严格控制；肿瘤或全身状况不好的患者，血糖宽松控制（表 1-1）。

7. 化疗期间，患者进食差、呕吐，还需要继续使用降糖药物吗？

化疗期间，应注意降糖药物方案的调整。如患者在化疗期间出现呕吐、进食差，这时使用降糖药容易导致低血糖，可在医生指导下减少降糖药物用量，并加强血糖监测。如频繁发作低血糖，须暂停使用降糖药物。

8. 化疗间歇期，患者消化道反应重，但血糖高，居家应该怎样管理血糖？

如能按三餐正常进食，可监测 5 点（包括空腹＋三餐后 2h＋睡前）血糖，并在医生指导下使用超短效／速效胰岛素控制餐后高血糖（短效／速效胰岛素可以进餐后再皮下注射，这样有利于根据进餐情况调整降糖药的使用剂量）；早上空腹血糖升高，仍然可以使用睡前长效胰岛素控制，但应该注意使用剂量，避免低血糖发生。

如三餐进食不能满足能量和营养需求，需要多餐进食，最好均匀分配每日总能量需求到每餐，加强血糖监测，推荐持续葡萄糖监测，找到患者进食与血糖变化的规律，给予个体化控制血糖治疗。

慎用双胍类（如二甲双胍、二甲双胍缓释片）、α- 葡萄糖苷酶抑制剂（如阿卡波糖、伏格列波糖）、GLP-1 受体激动剂（如利拉鲁肽、度拉糖肽）这几类影响胃肠道功能的药物。

9. 化疗期间血糖管理的注意事项有哪些？

（1）消化道反应不重，一般情况较好的患者，血糖控制目标通常为一般控制：餐前 < 7.8mmol/L 和餐后 < 10mmol/L。

（2）消化道反应重，一般情况差的患者：血糖控制目标通常为宽松控制：餐前 7.8 ～ 10.0mmol/L，餐后或随机 10 ～ 13.9mmol/L。

（3）血糖监测：化疗期间，需加强血糖监测，至少监测 5 点（包括空腹 + 三餐后 2h+ 睡前）血糖。如因胃肠道反应过重进食减少，出现头晕、乏力、嗜睡等表现，可随时测血糖。如因药物影响出现空腹高血糖或夜间低血糖，应监测凌晨 3 时血糖。

（4）满足营养需求：化疗期间，不能采取营养需求不达标的方案来控制血糖。在满足营养需求达标的基础上，血糖不达标，可以在医生的指导下调整降糖药物的使用。

（5）避免低血糖发生：化疗期间消化道等不良反应影响患者进食，注意防范降糖药物导致的低血糖。发现血糖不高时，可以暂时停止使用降糖药，继续密切监测血糖。

（6）适当运动：因肿瘤患者体质弱，运动不宜过多、过分剧烈。可根据自身体质及病情轻重，进行一些运动量小的活动，如散步、健身操、太极拳等。

10. 哪些肿瘤治疗药物会导致血糖升高？

具体见表 10-13。

表 10-13　可继发糖尿病 / 高血糖的抗肿瘤药物

影响胰岛素分泌	影响胰岛素敏感性
L- 门冬酰胺酶	皮质类固醇激素
二氮嗪	BCR-ABL 抑制剂
免疫检查点抑制剂	ECFR 抑制剂

影响胰岛素分泌	影响胰岛素敏感性
抗程序性死亡受体 -1（PD-1）抗体（纳武单抗、帕博利珠单抗）	IGFR1 抑制剂
抗程序性死亡 - 配体 1（PD-L1）抗体（阿特珠单抗、阿维单抗）	PI3K/AKT/mTOR 抑制剂
细胞毒性 T 细胞抗原 -4（CTLA-4）抑制剂	醋酸甲地孕酮

11. 哪些化疗药物易导致血糖升高？

化疗药物如左旋门冬酰胺酶（L-ASP）、甲氨蝶呤（MTX）、环磷酰胺（CTX）、顺铂（DDP）、泼尼松（PDN）、长春碱类、紫杉类、5-FU类、伊立替康类等可引起糖尿病。另外，肿瘤患者化疗中出现并发症，如发热、腹泻、过敏、水肿等情况时，应用的对症治疗药物吲哚美辛、阿司匹林、噻嗪类利尿剂及奥曲肽等都可能引起血糖升高。

12. 不同化疗药物导致血糖升高的作用机制是什么？

具体见表 10-14。

表 10-14　化疗药物升血糖机制

类别	高血糖诱发机制
顺铂、5- 氟尿嘧啶	胰岛素分泌受损
紫杉醇	抑制胰岛素颗粒的排泌与释放
环磷酰胺、甲氨蝶呤	对胰岛 β 细胞的直接毒性作用
L- 左旋门冬酰胺酶	主要抑制胰岛素合成或诱发胰腺炎

13. 镇痛药会影响血糖吗？

疼痛是一种较为强烈的应激刺激，导致交感神经兴奋和儿茶酚胺的分泌增加，且应激刺激还可抑制患者胰岛素分泌、增加胰岛素抵抗、促进胰高血糖素分泌，使血糖水平增高；而使用镇痛药可抑制患者的应激刺激，稳定其血糖水平。所以镇痛治疗对肿瘤和糖尿病共病患者的血糖控制有利。

14. 肿瘤和糖尿病共病患者化疗期间怎样预防感染?

恶性肿瘤患者免疫功能低下,化疗后白细胞下降,易出现局部及全身的细菌感染且难以控制。当合并糖尿病时,高血糖抑制了白细胞的吞噬作用,增加了感染机会。

因此,应指导患者注意个人卫生,穿宽松柔软的全棉内衣,避免皮肤摩擦受损。要保持病房空气新鲜,定时通风换气,减少探视人员。合并糖尿病的恶性肿瘤患者血管脆性增大,通透性增加,化疗药物对血管的刺激易引起静脉炎和化疗药物外渗,输注化疗药物时,应尽量选择留置经外周置入中心静脉导管(PICC)或输液港(Port)等经外周中心静脉置管,并按时更换贴膜敷料,避免感染发生。

15. 消化道恶性肿瘤合并糖尿病患者血糖控制困难的常见原因有哪些?

(1)腹胀、纳差、恶心、呕吐等不适,不能定时定量进食,不能规律使用降糖药,易出现低血糖和血糖的明显波动。

(2)术前、术后静脉高营养,易出现血糖异常升高。

(3)因消化道功能受损,流质、半流质、固体食物无规律食用,血糖波动较大。

(4)口服或管喂营养液较普通饮食更难控制对血糖的影响。

16. 消化道恶性肿瘤合并糖尿病患者如何管理血糖?

(1)患者有严重的消化道反应(纳差、腹胀、恶心、呕吐、腹泻等),尽量保证营养,暂给予宽松血糖管理(空腹血糖 < 10mmol/L,餐后血糖 < 13.9mmol/L)。

(2)患者能正常进食、进饮,肿瘤预后好,在保证营养的前提下,应严格管理血糖(空腹血糖 < 6.1mmol/L,餐后血糖 < 7.8mmol/L)。

(3)患者血糖波动大,应增加监测血糖频次,必要时使用动态血糖监测。

（4）停用口服降糖药，改为胰岛素皮下或静脉使用管理血糖。

17. 胃癌患者为什么要关注血糖变化？

胃癌患者不仅要防止血糖升高，还得警惕"低血糖"现象的发生。

手术后的胃癌患者可能在吃完饭后几小时内出现心慌、眩晕、出汗等低血糖一样的症状，这是一种常见的胃癌术后并发症——倾倒综合征。

第四节　靶向治疗

1. 靶向药物对血糖有影响吗？

部分靶向药物的对血糖有影响。

（1）BCR-ABL 抑制剂：靶向酪氨酸激酶抑制剂（TKI）中的 BCR-ABL 抑制剂，主要用于慢性粒细胞性白血病等的治疗。一项针对慢性粒细胞性白血病的 3 期临床研究显示，尼罗替尼的高血糖发生率为 36% ～ 41%，伊马替尼的高血糖发生率为 20%。

（2）EGFR 抑制剂：第 3 代 EGFR 抑制剂罗西替尼在非小细胞肺癌患者中的高血糖诱发率达 35% ～ 67%，且风险随剂量增加而升高。

（3）IGF1R 抑制剂：可抑制 IGF1R，因 IGF1R 与 IR 有部分同源性，因此其也可抑制 IR，最终导致胰岛素抵抗。

（4）PI3K/AKT/mTOR 通路相关抑制剂：PI3K/AKT/mTOR 通路相关的肿瘤药物如 PI3K、AKT、mTOR 抑制剂都会在不同程度上诱发高血糖。一项大型 meta 分析显示，mTOR 抑制剂依维莫司诱发高血糖的发生率达 7% 左右，而 AKT 抑制剂使用的高血糖发生率达 13% ～ 45%。

（5）醋酸甲地孕酮：通常应用于雌激素依赖性癌症（即乳腺癌和子宫内膜癌）患者。由于其对糖皮质激素受体的高结合亲和力，该激素具有类似糖皮质激素的升血糖反应。

2. 不同靶向药物导致血糖升高的作用机制

如表 10-15 所示。

表 10-15　靶向药物升血糖机制

类别	高血糖诱发机制
酪氨酸激酶抑制剂（尼罗替尼/帕唑帕尼）	干扰 IR 信号，诱导胰岛素抵抗
mTOR 抑制剂（依维莫司/替西罗莫司）	对胰岛 β 细胞有直接毒性，诱导胰岛素抵抗
LHRH 激动剂（戈舍瑞林）	2 型糖尿病风险增加 50%，可能由于脂肪增加

第五节　免疫治疗

1. 什么是免疫检查点抑制剂相关性糖尿病？

肿瘤患者使用免疫检查点抑制剂治疗前无糖尿病，治疗过程中血糖快速异常升高，患者可出现明显的多饮、多尿、体重减轻，甚至恶心、呕吐、昏迷等糖尿病酮症酸中毒（DKA）等症状。患者胰岛素分泌、血清 C 肽水平明显降低，胰岛素抗体检查为阳性。

目前尚无统一标准来诊断免疫检查点抑制剂相关糖尿病，可参考世界卫生组织（WHO）于 1999 年公布的糖尿病诊断标准：典型的糖尿病症状（烦渴多饮、多尿、多食、不明原因的体重下降）合并随机静脉血浆葡萄糖 ≥ 11.1mmol/L 或空腹血溏（FPG）≥ 7.0mmol/L 或口服葡萄糖耐量试验（OGTT）的 2h 静脉血浆葡萄糖 ≥ 11.1mmol/L。如无典型症状，需改天复查确认。

2. 肿瘤免疫治疗（免疫检查点抑制剂）对血糖有无影响？

使用免疫检查点抑制剂对血糖可能产生影响。免疫检查点抑制剂有可能引起不可逆转的人体胰岛 β 细胞破坏，使其分泌的胰岛素减少，发生免疫检查点抑制剂相关糖尿病（CIADM）。免疫检查点抑制剂相关性糖尿病是免疫检查点抑制剂治疗中较少见的免疫相关不良反应，发生率仅为 0.2% ～ 1.0%，但随着免疫检查点抑制剂在临床应用日益广泛，少见不良反应的发生率正逐渐增多。

使用免疫检查点抑制剂之前就有 2 型糖尿病的患者，也有可能因发生免疫检查点抑制剂相关性糖尿病而突发血糖异常变化。

3. 免疫检查点抑制剂导致血糖异常的发生机制是什么？

免疫检查点抑制剂诱导胰岛抗原特异性$CD8^+$ T淋巴细胞浸润增加，淋巴细胞毒效应增强，破坏胰岛 β 细胞，胰岛素分泌减少或完全缺乏。

4. 免疫检查点抑制剂相关性糖尿病的临床特点是什么？

免疫检查点抑制剂诱导的糖尿病主要表现为严重且持续的胰岛素缺乏，其特征如下。

（1）易发生 DKA：由于胰岛素 C 肽水平低或缺乏，多数患者急性起病，临床表现多样，起病前可无流感样症状，患者可在短时间内出现高血糖或 DKA，HbA1c 可轻度或明显升高。

（2）快速出现胰岛素依赖：在急性诊断期后至少数周至数个月内出现胰岛素依赖，胰岛功能衰竭快，多数患者起病时 C 肽水平低或检测不出，几乎无残存的胰岛功能，需要依赖胰岛素治疗。

（3）几乎不可逆转：终生需要胰岛素治疗，且类固醇激素治疗不能逆转细胞功能障碍。

（4）容易出现胰岛自身抗体：免疫抑制剂诱导的糖尿病患者中49% 呈现胰岛自身抗体阳性，以谷氨酸脱羧酶抗体（GAD65 抗体）最常见。

（5）易合并其他内分泌腺体受损：包括甲状腺、垂体、肾上腺等，其中甲状腺腺体损伤发生率较高。

5. 肿瘤患者免疫（免疫检查点抑制剂）治疗期间血糖波动大的原因是什么？

有 3 种可能：

（1）既往有糖尿病，血糖一直控制不好。这时需要及时调整血糖控制方案。

（2）免疫治疗期间，同时联合其他药物治疗（如激素等），或出现其他并发症（如感染等），或饮食习惯发生明显改变等，也需要在调整血糖治疗方案的基础上积极纠正诱发因素。

（3）发生免疫检查点抑制剂相关性糖尿病，其免疫相关性不良反应需要及时被识别，且给予胰岛素治疗。

6. 肿瘤免疫（免疫检查点抑制剂）治疗是否会影响降糖药的使用方案？

绝大多数情况，肿瘤和糖尿病共病患者使用免疫检查点抑制剂不会影响降糖药的使用。但如果发生了免疫检查点抑制剂相关性糖尿病，就只能使用胰岛素控制血糖。因此患者在进行免疫治疗之前、免疫治疗过程中及免疫治疗停药之后，均应常规监测血糖，这样能及时发现血糖异常波动，及时由内分泌科医生及肿瘤专科医生共同制订治疗方案。

7. 免疫检查点抑制剂相关性糖尿病需要激素治疗吗？

免疫检查点抑制剂相关性糖尿病不需要激素治疗，胰岛素治疗是标准的治疗方案。

8. 怎样治疗免疫检查点抑制剂相关性糖尿病？

胰岛素是治疗免疫检查点抑制剂相关性糖尿病的关键药物。

9. 免疫检查点抑制剂相关性糖尿病能治愈吗？

大多数肿瘤免疫检查点抑制剂治疗相关性不良反应均能治愈，如皮炎、肺炎、心肌炎、肝炎、结直肠炎等，但免疫检查点抑制剂相关性糖尿病几乎不能治愈（或自愈），患者需要终生胰岛素治疗。

第六节　糖皮质激素

1. 糖皮质激素的使用对血糖有无影响？

糖皮质激素的使用对血糖有影响，血糖升高与糖皮质激素用药剂量、持续用药时间等密切相关。

非糖尿病患者使用中 - 大剂量糖皮质激素治疗后高血糖的发生率超过 50%，发生糖尿病的风险是未使用糖皮质激素的 1.36 ～ 2.31 倍，平均血糖可升高近 2 倍。糖皮质激素剂量越大、疗程及积累时间越长，患者发生高血糖状态的概率越大（以泼尼松为例，中剂量是指每天使用剂量为 0.5 ～ 1mg/kg；大剂量是指每天使用剂量 > 1mg/kg）。

2. 糖皮质激素对血糖影响的发生机制是什么？

糖皮质激素通过增加肝糖异生、增加胰岛素抵抗、抑制胰岛素分泌及与相应受体结合等诱发血糖升高。

3. 不同种类的糖皮质激素对血糖的影响有什么不同？

不同类型糖皮质激素对血糖的影响不同：

（1）中效糖皮质激素，如醋酸泼尼松和甲泼尼龙作用持续时间是 12 ～ 16h，高峰为 4 ～ 6h，如果早上单剂量服用会导致午餐后和下午、傍晚血糖升高，而对空腹血糖的影响不大。如果每日剂量分次服用，高血糖将持续一整天。

（2）长效糖皮质激素，如地塞米松作用时间 > 24h，高血糖可持续 2 ～ 5d，夜间禁食时血糖会有所下降。

4. 使用糖皮质激素期间应该怎样监测血糖？

一般认为糖皮质激素主要导致餐后血糖水平升高。

在使用甲泼尼龙、泼尼松龙等中效糖皮质激素的治疗中，高血糖主要发生在中午至晚上，对空腹血糖的影响不大，这就意味着午餐、晚餐后是筛查高血糖状态最合适的时间。

但对于倍他米松、地塞米松等长效糖皮质激素可能诱发长达 24h 的高血糖，所以在有条件的情况下建议增加血糖监测频率，可以进行持续动态血糖监测，从而让临床医生和患者及时了解血糖状况。

对于多次分次使用中长效激素的患者，通常其高血糖状态会持续超过 24h，在有条件的情况下建议进行持续动态血糖监测。在条件限制的情况下，也需要每 4 ～ 6 小时监测血糖 1 次。

5. 肿瘤和糖尿病共病患者使用糖皮质激素期间血糖控制目标是什么？

（1）一般情况好的患者，血糖控制目标通常为一般控制：餐前 < 7.8mmol/L 和餐后 < 10mmol/L。

（2）一般情况差的患者：血糖控制目标通常为宽松控制：餐前 7.8 ～ 10.0mmol/L。

（3）但对于有低血糖风险的患者不应过急地调整血糖至正常值，以防止发生低血糖。

6. 糖皮质激素使用期间，可以使用口服降糖药来控制血糖吗？

所有的口服药物都可以用于糖皮质激素诱导的高血糖，较为优选的包括二甲双胍、格列奈类及二肽基肽酶 -4（DPP-4）抑制剂，但需要更多随机对照试验及临床观察研究证实。

但口服降糖药物控制糖皮质激素诱导的高血糖效力有限。只有在患者血糖处于稳定状态且饮食规律，则可继续使用口服降糖药物。如果血糖控制不佳则需要选用其他方式降低血糖水平（如胰岛素），也可结合口服药联合治疗。

7. 糖皮质激素使用期间，最合适的血糖控制方案是什么？

胰岛素是治疗糖皮质激素诱导的高血糖的最常见方案。当血糖值稳定在 11.1mmol/L 以上时，胰岛素治疗不可避免。此外，胰岛素治疗起效迅速，有无限的降血糖作用，并且容易滴定。所以大多数情况下，使用胰岛素是实现血糖控制的最合适的治疗选择。

8. 肿瘤和糖尿病共病患者住院期间使用糖皮质激素，怎样用胰岛素控制血糖？

糖皮质激素可在有或无既往糖尿病的患者中诱发高血糖。使用糖皮质激素期间，拟增加降糖方案时，必须先考虑所用糖皮质激素的类型和作用时间。

（1）每天 1 次静脉或口服的中效糖皮质激素，如泼尼松，在 4～6h 内达到血浆峰值水平，作用持续时间是 12～16h。早晨接受泼尼松治疗的患者白天血糖可能过高，但很多患者的血糖水平夜间可恢复正常。使用中效胰岛素是一种标准方法。中效胰岛素通常在已经常规使用降糖治疗的基础上使用。因为中效胰岛素的作用在给药后 4～6h 达到高峰，所以最好与类固醇激素同时给药。

（2）每天 1 次长效糖皮质激素（如地塞米松）和多次剂量使用糖皮质激素，作用时间＞24h，高血糖持续 2～5d，可能就需要长效胰岛素来控制早上 FPG，短效胰岛素控制餐后血糖，也可以根据具体情况选用两针预混胰岛素控制全天血糖，甚至可选择胰岛素泵入的方式控制血糖。

（3）对于高剂量的糖皮质激素，有时胰岛素剂量会非常大。

无论何种情况，需根据糖皮质激素的类型、使用频率、使用剂量和血糖检测结果的变化进行相应的胰岛素治疗方案调整。

9. 控制糖皮质激素诱导的血糖升高，胰岛素的使用技巧有哪些？

胰岛素的给药时间应与糖皮质激素应用安排在每天的同一时间段进行，之后根据患者血糖波动情况对用药时间进行相应调整，见表 10-16。

表 10-16　根据糖皮质激素的类型和剂量估计高血糖患者胰岛素的初始剂量

泼尼松剂量（mg/d）	地塞米松剂量（mg/d）	甘精胰岛素或地特胰岛素剂量 [U/（kg·d）]
≥40	8	0.4
30	6	0.3
20	4	0.2
10	2	0.1

需要特别注意的是，如果患者因使用地塞米松等长效糖皮质激素或需长期持续给药而使用甘精胰岛素、地特胰岛素等长效制剂来控制时，需要特别警惕发生夜间和清晨的低血糖反应。

10. **居家的肿瘤和糖尿病共病患者服用糖皮质激素期间血糖升高该怎么办？**

居家的肿瘤和糖尿病共病患者，口服糖皮质激素期间血糖升高，需要：

（1）加强测血糖频次，可一天多次监测血糖，有条件时联合采用持续葡萄糖监测。

（2）切勿自行调整降糖药物，需及时就诊内分泌科，在医生的指导下调整降糖方案。

（3）如血糖异常升高，或出现头晕、恶心、呕吐、腹泻、意识障碍等表现，须立即拨打急救电话或就近就诊。